【Web音源・動画サービスに関するご案内】

　本書に関連する内容の一部については，南江堂ホームページにおいて音源・動画として視聴・閲覧いただけます.

https://www.nankodo.co.jp/secure/9784524249817_index.aspx

パスワード：

　ご使用のインターネットブラウザに上記 URL を入力いただくか，上記 QR コードを読み込むことによりメニュー画面が表示されますので，パスワードを入力してください. ご希望の音源・動画を選択することにより，音源・動画が再生されます. なお，本 Web 音源・動画サービスについては，以下の事項をご了承のうえ，ご利用ください.

- 本音源・動画の配信期間は，本書第 1 刷発行日より 5 年間をめどとします. ただし，予期しない事情によりその期間内でも配信を停止する可能性があります.
- パソコンや端末の OS のバージョン，再生環境，通信回線の状況によっては，再生されないことがあります.
- パソコンや端末の OS，アプリの操作に関しては南江堂では一切サポートいたしません.
- 本音源・動画の閲覧にともなう通信費などはご自身でご負担ください.
- 本音源・動画に関する著作権はすべて（株）南江堂にあります. 音源や動画の一部または全部を，無断で複製，改変，頒布（無料での配布および有料での販売）することを禁止します.

JN028186

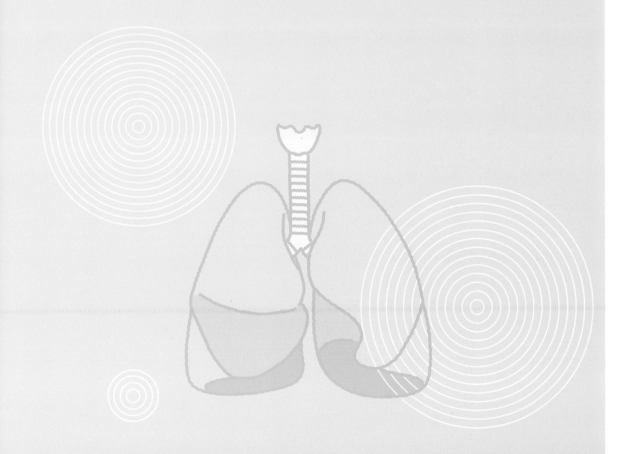

Web音源・動画付

まるわかり！
肺音聴診

聴診ポイントから診断アプローチまで

著 皿谷 健

南江堂

はじめに

　筆者は以前より医師，看護師，メディカルスタッフ向けに聴診のサイト「聴診スキル講座」（看護roo！サイト内）を無料公開してきた（https://www.kango-roo.com/sn/k/view/2424）．しかしながら呼吸器の代表的疾患を体系的に，かつ，聴診音とともにコンパクトにまとめた本は多くない．そこで研修医や若手医師，プライマリケア医や看護師，メディカルスタッフのすべてを対象に「聴診を実際の呼吸診療にどのように活用できるのか」をわかりやすくかつコンパクトにまとめ，さらに代表的疾患や日常診療で必ず役立つ疾患群の音源を収集・解析した肺音図付きWeb動画を見て学べる書籍を企画するに至った．

　本書では，第Ⅰ章においては聴診の方法から，正常音・副雑音の特徴，打診/聴診を組み合わせたテクニックなどをやさしく解説している．第Ⅱ章においては実症例を取り上げながら部位別に気をつけたい呼吸音所見や考えられる疾患などプラクティカルな考え方や対応を学べる．第Ⅲ章はレベルアップ編として実症例を取り上げて聴診に加えてその他の患者情報からどのように診断がつけられるかを解説している．なお，本書およびWeb動画に掲載している肺音図の解析ソフトは株式会社JVCケンウッドのiPhone/iPad解析アプリを使用し，Web音源は株式会社DGS（デジタルグローバルシステムズ）の無線聴診器と録音機器を用いて収集した．

　本書のWeb音源と肺音図付きのWeb動画は，肺音を目でみて何度でも聞くことを可能にしており，本書の解説をあわせて読んでいただくことで実践的な聴診のエッセンスを効率よく学ぶことができると自負している．

　特徴的な，またはレアな聴診音は一期一会である．出会いは突然やってくる．一定の時間しか聴取できないのが肺音であり，病態に応じて消失したり出現したりする（一方で，弁膜症は，心雑音が安定して聴取できることが多いのである）．肺音でこれだという音を聞いたら，録音して共有できる体制があると臨床能力がアップするだろう．

2020年3月

皿谷　健

目　　次

第 Ⅲ 章　症例で学ぶ！　疾患別の目の付けドコロ
─clinical context から理解する　　　89

本書に掲載されている聴診所見等は，南江堂ホームページにおいて下記の関連音源・動画を閲覧いただけます．本書冒頭見返しページに印刷された Web 音源・動画サービスに関するご案内をお読みのうえ，ご利用をお願いいたします．なお，音源・動画のある項目については，目次および本文に「音源マーク」🎧あるいは「動画マーク」▶️がついています．

Web 音源・動画タイトル一覧

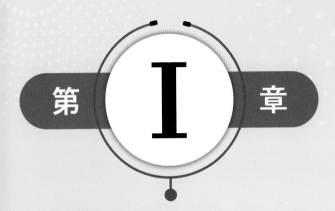

第 **I** 章

聴診をする前に

聴診の方法

まず，はじめに

体位は坐位が望ましい．聴診器は膜型とベル型があるが，呼吸音聴診の場合は膜型のみで問題ない．ただし，痩せた老人では膜型の面が肋骨にあたり皮膚に完全に密着しない場合があり，その場合は小児用の聴診器で膜型を使用するとよい．

前胸部の聴診部位

前胸部は以下の8ヵ所を聴取する．常に左右差を意識しながら聴診する．

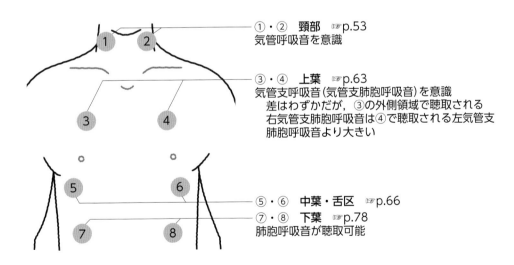

①・② **頸部** ☞p.53
気管呼吸音を意識

③・④ **上葉** ☞p.63
気管支呼吸音(気管支肺胞呼吸音)を意識
　差はわずかだが，③の外側領域で聴取される
　右気管支肺胞呼吸音は④で聴取される左気管支
　肺胞呼吸音より大きい

⑤・⑥ **中葉・舌区** ☞p.66
⑦・⑧ **下葉** ☞p.78
肺胞呼吸音が聴取可能

坐位は肺底部の気管支の虚脱が生じやすく，気管支の開放音であるfine crackles をとりこぼさないようにするために適した体位であり，吸気努力をしてもらう（大きく息を吸ってもらう）ことでfine crackles の検出感度が上がる．

背部の聴診部位

背部では8ヵ所を聴取する.

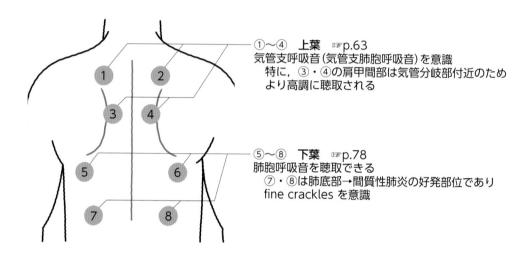

①～④　上葉　☞p.63
気管支呼吸音 (気管支肺胞呼吸音) を意識
　特に，③・④の肩甲間部は気管分岐部付近のため
　より高調に聴取される

⑤～⑧　下葉　☞p.78
肺胞呼吸音を聴取できる
　⑦・⑧は肺底部→間質性肺炎の好発部位であり
　fine crackles を意識

　⑦，⑧の肺底部は間質性肺炎の好発部位であり，fine crackles を聴取するために坐位で吸気努力を強くしてもらう必要がある.

2 聴診部位の狙い撃ち

聴診の流儀 1：肺の位置を把握しておく

　肺の位置は，前胸部では剣状突起のあたりまで，背部では肩甲骨下角とL4の腸骨稜頂上部の間まで（点線）である．

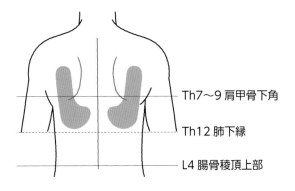

Th7〜9 肩甲骨下角

Th12 肺下縁

L4 腸骨稜頂上部

　前胸部上方，背側肺底部は聴診のしやすい部位であり，前胸部の胸骨下部 1/3 は中葉・舌区病変を聴取していると考えてよい．呼吸音（breath sounds）は通常は全胸部でおよそ 200〜600 Hz で聴取され，全吸気と呼気の最初で聴取される．

聴診の流儀2：
どの部位を聴取するのかを意識する

まずは大まかな肺の部位と形をイメージする

　右肺は3つ（上葉，中葉，下葉），左肺（上葉，下葉）は2つに分かれている．左上葉は舌区がある．正面からは両側下葉を聴取可能な領域（どちらかというと側胸部を意識する）が少ないことがわかる．

　背側は肩甲骨のある部位はほぼ上葉が占める．その他は下葉である．

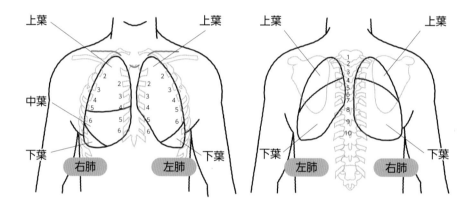

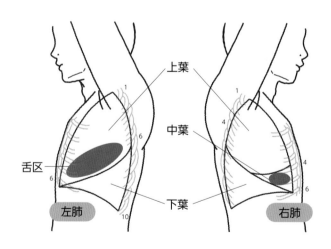

通常，聴取する部位とポイントを念頭に

①肺

通常の聴診は前胸部，背部それぞれ6～8ヵ所を聴取するが，特に頸部，中葉・舌区を意識した部位（第4～6肋間の乳房付近），肺底部の3ヵ所を注意深く聞く．

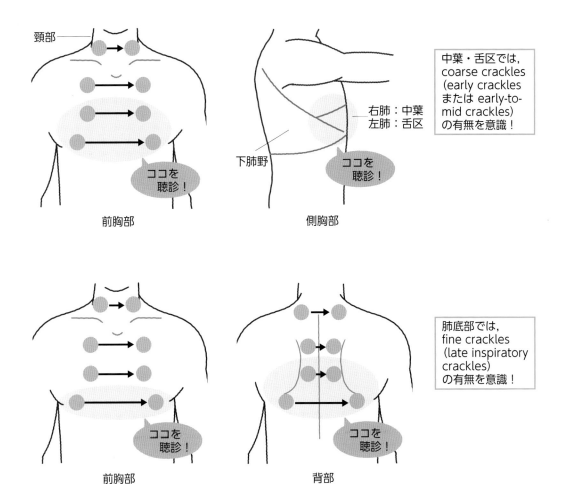

頸部

ココを聴診！

前胸部

右肺：中葉
左肺：舌区

下肺野

ココを聴診！

側胸部

中葉・舌区では，
coarse crackles
（early crackles
または early-to-
mid crackles）
の有無を意識！

ココを聴診！

前胸部

ココを聴診！

背部

肺底部では，
fine crackles
（late inspiratory
crackles）
の有無を意識！

②頸　部

左右どちらかの頸部で気管呼吸音を聴取する．COPD（chronic obstructive pulmonary disease）の急性増悪による呼気の延長がないか，頸部に放散する副雑音がないかも意識する．

③喉頭部

喉頭部の音（laryngeal origin sounds）は上気道（咽頭，声門，気管を含む）の乱流で生じる．100 Hz 以下から 1,500 Hz までの範囲で聴取され，時に 4,000 Hz を超えることがある．通常の肺音がめったに 2,500 Hz を超えないのとは対照的である．800 Hz 以上の周波数（the cut-off frequency）では音の強さが落ちるとされている．

気道や頸部聴診では，胸郭外の上気道閉塞は吸気時の stridor，胸郭内の上気道閉塞では呼気時または吸気～呼気時の wheezes が生じる．

喉頭部の呼吸音

胸郭外
声帯 (glottis)：声帯機能不全 (vocal code dysfunction)
声帯より上方 (supraglottis)：喉頭軟化症 (laryngomalacia) ┫ 吸気時の stridor

胸郭内
声帯より下方　　　　：気管軟化症 (tracheomalacia)
(subglottis)/trachea　気管支軟化症 (bronchomalacia)　主に呼気時
　　　　　　　　　　　気道の外部からの圧排　　　　　　（または吸呼気時）の stridor

```
■ Stridor のポイント
・吸気時の stridor は喉頭閉塞を示唆する
・呼気時の stridor は気管軟化症を示唆する
・吸呼気時の stridor は声帯より下方（または声帯の異常）を疑う
```

* 実際の症例は第Ⅱ章の Case ❶（p.54）を参照．

④口腔聴診（radiata to the mouth） 1, 2

　気管支拡張症，肺炎，慢性気管支炎，肺気腫，気管支喘息など気道，気管内に水泡がある場合，吸気時に口元に聴診器を当てると水泡の破裂音（bubbling sound）を聴取することがある．吸気に頸部に放散する"プツプツ"音である．これを radiata to the mouth と呼ぶ．口腔聴診では coarse crackles のみならず wheezes も聴取しやすい（第Ⅱ章 聴診部位からのアプローチを参照）．

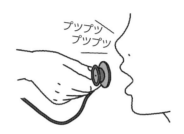

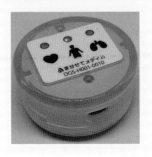

コラム

聴診をどうやって録音するのか？

　肺音を勉強するのが困難な理由の1つは，音の共有がこれまではできなかったからといえる．個人的な見解であるが，これまで売られていた電子聴診器で録音した音源はかなり音質が不良であり自己学習には向いていなかった．聴診音の共有を可能にしたのは株式会社デジタルグローバルシステムズ（https://www.dgs-j.com/）による無線聴診器である．患者さんにこの聴診器を当てると，無線を介してスマートフォンに録音できるというものだ．聴診の際も無線ラジオをそれぞれが持てば，周囲のスタッフ全員でリアルタイムに聴診音を共有でき，スマートフォン内のアプリケーションにより録音した音源の再生・共有も可能となる．

3
肺音の分類と原則

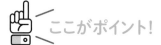 ここがポイント！

- 呼吸音と副雑音（通常は聴取されない），またそれぞれの分類をおさえておく．
- 正常呼吸音は気管呼吸音と肺胞呼吸音の違いを理解するのが最重要である．
- 肺は高い音を吸収してしまう機能を備えている＝low pass filter ことを必ず念頭に！

　筆者の参考図書は色々あるが，簡潔にまとまっているのは Paul Forgacs により 1978 年に記された Lung Sounds である[1]．Forgacs は音響学，呼吸生理学を踏まえた分析を行い，初めて肺音を科学的に分析したといえる．

　肺音（lung sounds）は呼吸音（breath sounds）と通常聴取されない副雑音（adventitious sounds）の総称である．副雑音はラ音とその他の音に分類される．

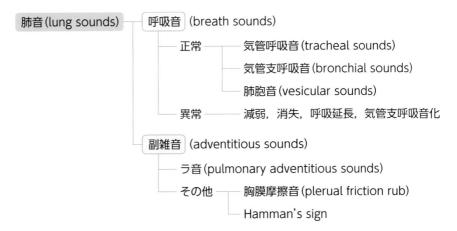

肺音（Lung Sounds）の分類

用語についておさらいすると…

以下の用語は何を指すのか，整理すると

- ヘルツ（Hz：herz）：1秒間の音の振動数で音程の高い，低いを示す．
- ピッチ：感覚的な音の高さである．周波数にある程度相関する．
- オクターブ：2つの音程の周波数の関係が1：2の時に使う．200 Hz の1オクターブ上は400 Hz，2オクターブ上は800 Hz となる．
- デシベル（dB）：音の大きさである．

となり，理解しておくとよい．

正常呼吸音の原理

胸壁では，通常，正常呼吸音は吸気や呼気早期で聴取される．300 Hz 以上の呼吸音は turbulent airflow vortices（乱流-渦流）により生じ，その多くは吸気時に葉気管支，区域気管支内で発生する．すなわち，呼吸音は，口腔から第7〜9分岐までの「乱流領域」と呼ばれる気管支でのみ発生する．乱流領域より末

梢の第10分岐以降では, 呼吸音は発生せず, これらの場所は「層流領域」や「分子拡散領域」と呼ぶ.

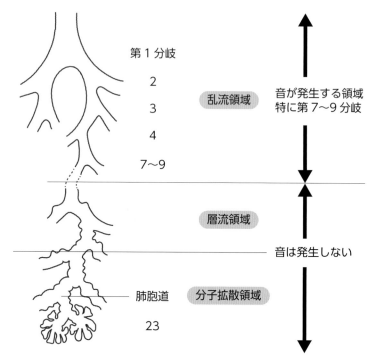

第1分岐
2
3
4
7〜9

乱流領域
層流領域
分子拡散領域

肺胞道
23

音が発生する領域
特に第7〜9分岐

音は発生しない

呼吸音が発生する場所と気管支の分岐の関係

　一方, 呼気時に発生するのは, より中枢の気管支であると考えられている. しかし300 Hz以下の呼吸音の発生原理はよくわかっていない. 正常呼吸音の周波数の中央値（F50：median frequency）は500 Hz程度（131〜552.5 Hz）であり, その強さのピークは100〜200 Hzである. 正常呼吸音は上部＞下部, 左肺＞右肺, 吸気＞呼気とする報告がある[2].

レイノルズ数—空気の流れを理解する

　空気の流れは3つのカテゴリー（① turbulent：乱流, ② vortices：渦流, ③ laminar flow：層流）に分類される. このうち, ①のturbulent（乱流）で音が発生すると考えられている.

乱流
turbulent flow

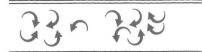

渦流
voltices

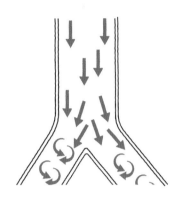

層流
laminar flow

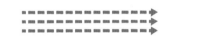

　空気の流れを規定するレイノルズ数（Reynolds' number）は，

> レイノルズ数＝流速(flow velocity)×長さ(tube diameter)
>   　×気体の密度(gas density)／気体の粘度(gas viscosity)

で測定され，2,000 を超えると乱流（turbulence）が生じる．さきほど述べたように，気管から数分岐まで乱流であり，その後渦流が生じる．乱流の部位（turbulent zone）が末梢のどこまであるのかはわかっていないが，狭窄した気管支の高流速が乱流を増強させるため，COPD 症例では健常者よりも末梢気道にあると考えられている．末梢気管支（15 分岐より末梢）ではレイノルズ数が 1 以下で，層流（laminar flow）となるため呼吸音発声の音源にはならない．

肺は low pass filter（低音通過フィルター）である

　肺音の伝達で覚えておくべき大原則は，肺は高い音を吸収してしまう機能を備えている，すなわち，low pass filter（低音通過フィルター）であるということである．肺組織では周波数が 200 Hz 以上の音は，音の周波数が倍になる（1 オクターブごとに）10〜20 dB ずつ強さが低下する．

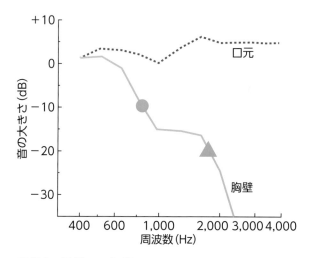

呼吸音の胸壁への伝搬
〔Forgacs P. Lung sounds. Harcourt Publishers, UK. 1978, Fig. 18 より引用〕

　上記の図に示すとおり，口元で 400 Hz の音は胸壁を伝搬する間に吸収されるため，1 オクターブ上の 800 Hz では 10 dB の減弱（図の●印），2 オクターブ上の 1,600 Hz では 20 dB の減弱を認める（▲印）．

4
正常呼吸音の分類をおさえる
―気管呼吸音，気管支呼吸音，肺胞呼吸音―

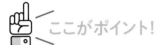ここがポイント!

- 気管呼吸音は高く，気管支呼吸音が中くらいの程度，肺胞呼吸音は低く聴取される.
- 気管呼吸音は吸気：呼気が１：１の長さである.
- 気管支呼吸音は気管分岐部付近で聴取され，左右差を意識して聴取する.
- 肺胞呼吸音は吸気：呼気が２：１〜３：１の長さである.

　健康な人でも聴取できる音は，息をするときの呼吸音（breath sounds）である．意識して聴取すべき正常呼吸音として，気管呼吸音，気管支呼吸音，肺胞呼吸音がある.

　音程は，気管呼吸音は高く，気管支呼吸音が中くらい程度，肺胞呼吸音は低く，聴取される.

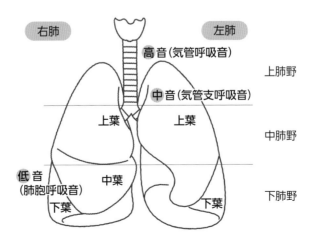

気管呼吸音（tracheal sounds） 3

気管呼吸音は気管の上方で聴取される幅広い周波数を持った音で（頸部で聴取できる），時に 1,000 Hz までの高音を呈する．吸気：呼気時間は 1：1 と考えてよいが，呼気時間がより長いとする報告や周波数の幅が 200〜2,000 Hz であるという報告もある．

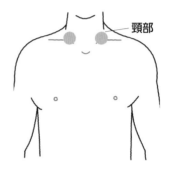

頸部

気管支呼吸音（bronchial sounds） 4, 5

ルイス角（胸骨柄結合）のある気管分岐部周囲で聴取される音で（上中肺野で聴取できる），中等度の周波数（intermediate frequency）である．気管呼吸音より低く，肺胞呼吸音より高い音である．吸気：呼気時間は 1：2 程度とされるが，1：1 と報告しているものもある．気管支肺胞呼吸音はより末梢に近い音（吸気：呼気時間＝1：1）であるが，筆者は気管呼吸音と判別するのはしばしば困難と考えており，ここでは割愛する．腫瘍やリンパ節による壁外圧迫や気管内異物，気管内腫瘍による副雑音が聴取されることがある．左右の気管支呼吸音の左右差にも注意する．

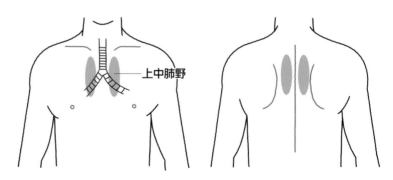

上中肺野

肺胞呼吸音（vesicular sounds） 6

　肺野末梢で聴取され（中下肺野で聴取できる），吸気：呼気時間は2：1〜3：1である．吸気のみで聴取され，呼気ではほぼ聴取されない．そよ風のような低音である．吸気努力を強める（勢いよく吸ってもらう）と肺胞呼吸音はより明瞭に聞こえる．

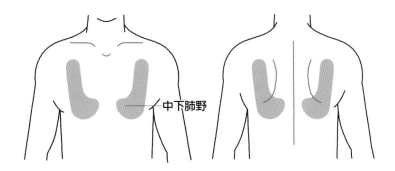

中下肺野

5 正常呼吸音が変化する時とは

　正常呼吸音の変化には，「減弱」「消失」「呼気の延長」「肺胞呼吸音の気管呼吸音化」などがある．

肺胞呼吸音の気管呼吸音化 —low pass filter の機能が働かない

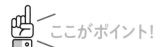 ここがポイント！

- 「肺胞呼吸音の気管呼吸音化」とは，高い音（気管呼吸音）が低い音（肺胞呼吸音）に混じる現象を示す．
- 肺胞呼吸音の領域で，吸気に高音が混じるのに加えて，通常は聴取されない呼気中の「はぁ〜」という音に注目する．
- 「肺胞呼吸音の気管呼吸音化」を聴取できた場合は，肺炎，間質性肺炎，心不全，肺胞出血などを疑う．

　日常臨床で多く遭遇するのは，間質性肺炎や肺炎により low pass filter の働きが阻害される場合である．肺胞呼吸音は，通常は低音であるが，肺炎などにより呼吸音の伝導がよい状態になった時に，本来吸収されるべき高音（気管呼吸音）が肺胞呼吸音の聴取部位に混じってくる．これを肺胞呼吸音の気管呼吸音化と呼ぶ．

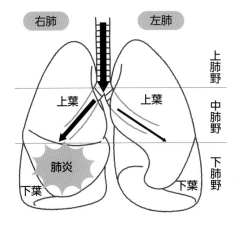

肺炎の部分では健側と比べて本来吸収されるべき高音成分（気管呼吸音：黒矢印）の伝導がよくなる（low pass filter の機能が低下する）ため，肺胞呼吸音の気管呼吸音化が生じる.

　肺胞呼吸音の聴取される部位で吸気に高音が混じるのに加えて，呼気に「はぁ〜」というピッチの高い呼吸音が明瞭に聴取される．これは low pass filter の働きが部分的に阻害された結果と考えることができる.

　声音聴診（聴診器を胸壁にあてながら発声してもらう）でも（詳細は「第 I 章-7. 声音聴診の所見」参照），肺炎の部位では音が増強して聞こえることが多い．肺胞呼吸音の気管呼吸音化は肺実質が破壊される病態でも起こりうる．例えば，進行した間質性肺炎や気道内/肺実質内に滲出物が出る心不全では low pass filter の働きが失われ，全肺野で肺胞呼吸音がより高く聴取される．心不全患者でギャロップリズムを聴取したい場面で，呼吸音がやけにうるさく感じた経験は，誰しもが持っているだろう.

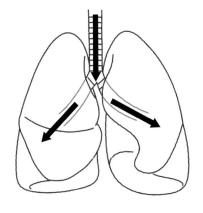

肺野全体で肺胞呼吸音の気管呼吸音化の出現
間質性肺炎や気管支拡張症，心不全，肺胞出血では全肺野で肺胞呼吸音の気管呼吸音化を認める．Low pass filter の機能障害のためである.

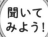 **聞いてみよう！** 肺胞呼吸音の気管呼吸音化 1

- 74歳，女性．特発性肺線維症（IPF：idiopathic pulmonary fibrosis）．
- 聴診にて fine crackles を認めるが，吸気時と同等に呼気時にも肺音を聴取する（図1）．肺胞呼吸音の気管呼吸音化を吸気・呼気ともに認める．日中・夜間を問わず乾性咳嗽がある．

> Fine crackles と肺胞呼吸音の気管呼吸音化→呼気に注目する！

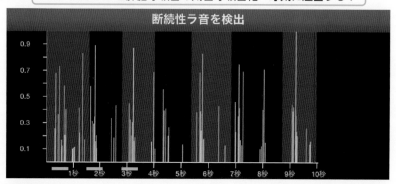

図1
聴診音では吸気時（青色線部分）の fine crackles，通常は聴取されない呼気時での肺胞呼吸音がより高く明瞭に聞こえる．

- 胸部X線では両肺にびまん性のすりガラス影，食道裂孔ヘルニアを認める（図2左）．
- 胸部 CT では両側下葉肺底部に左優位に蜂巣肺を認める（図2右）．

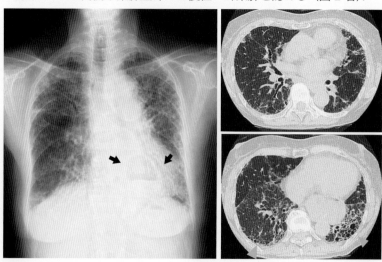

図2

◆ case のポイント

IPF 症例は日中に乾性咳嗽を呈し，多くの患者は夜間に熟睡している．もし，夜間に咳嗽が出現，増強する場合は，逆流性食道炎（GERD：gastroesophageal reflex disease）の可能性を考慮する．本症例では食道裂孔ヘルニアが存在し，GERD が夜間の咳嗽の原因であった．

■咳嗽が日中にひどい
　　夜間はぐっすりと眠っている人が多い
　　間質性肺炎（特発性肺線維症）
■夜間に咳嗽↑
　　後鼻漏症候群
　　GERD
　　COPD
　　喘息

空洞呼吸

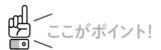

ここがポイント!

- 空洞呼吸では気管呼吸音のような高い音が肺胞呼吸音の領域で聞こえる.
- 空洞呼吸が聴取できた場合は, 気道と交通のある空洞性病変を疑う.

　吸気時に, 空洞内に流入する空気が乱流となり渦巻くために荒々しい高調性の音を聴取することがある. これは, 空洞呼吸(amphoric breathing)と呼ばれ, 気管呼吸音があまり減衰せずに, ズドンと肺に届くためである. 広義では肺胞呼吸音の気管呼吸音化と考えることができるが, 空洞呼吸の存在はその聴取部位に気道との交通があることを示唆する[3].

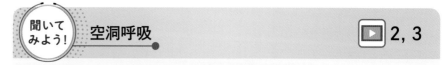

聞いてみよう! **空洞呼吸** ▶ 2, 3

- 60歳, 女性:肺腺癌.
- 年単位の経過で右下葉に薄壁空洞が増大している.
- 聴診にて, 背側右下肺野では吸気時に荒々しい高調性の呼吸音(空洞呼吸)を認める(図1上). 背側左下肺野では吸気時にわずかな fine crackles と通常の大きさの肺胞呼吸音を認める(図1下).

背側右下肺野：空洞部位での聴診

2

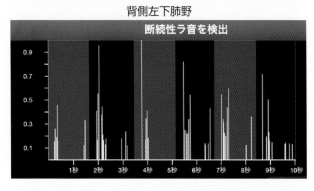

背*右*下肺野

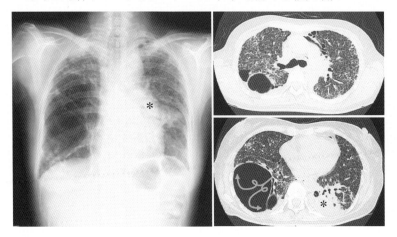3

図1

- 胸部 X線では両側肺に微細粒状影，右中下肺野に大きな嚢胞性病変を認め，左中肺野には腫瘤性病変（＊）を認める(図2左).
- 胸部 CTでは右下葉を占拠する薄壁嚢胞を認める．左下葉にエアブロンコグラムを伴うコンソリデーション（＊）を認める(図2右).

図2

肺胞呼吸音の減弱/消失

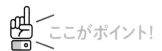
ここがポイント！

> ■ 肺胞呼吸音が減弱または消失した場合は大葉性肺炎，無気肺，胸水，気胸などを疑う．

　肺胞呼吸音はほぼ吸気でしか聴取されないが，減弱や消失する場合がある．肺胞腔内につながる気道，肺胞腔内が滲出物で埋まってしまう大葉性肺炎，気道閉塞による無気肺，肺実質内の腫瘤形成などの肺内病変のみならず，肺実質と胸壁との距離を遠ざける胸水や気胸の出現なども原因となる．

　なお，大葉性肺炎では肺胞呼吸音の気管呼吸音化により呼吸音が増強して聴取される場合もある．

聞いてみよう！　肺胞呼吸音の減弱/消失 4, 5

- 47歳，女性：肺炎球菌肺炎．
- 発熱を主訴に来院．咳嗽，喀痰に乏しかったが，肺炎球菌の尿中抗原陽性から肺炎球菌肺炎による大葉性肺炎と診断．
- 胸部X線では右中下肺野に浸潤影を認める（図1左）．
- 胸部CTでは右中下葉にエアブロンコグラムを伴うコンソリデーションを認める（図1右）．

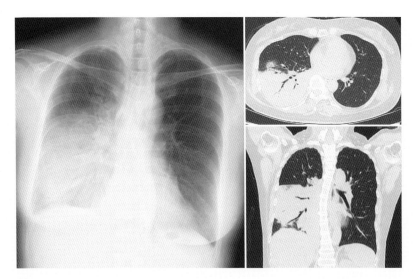

図1

- 聴診にて，肺炎のある背側右中肺野では肺胞呼吸音の減弱を認める（図2上）．肺胞腔内がびっしりと詰まってしまうような大葉性肺炎の場合は副雑音を聴取せずに，肺胞呼吸音の減弱または消失として認識される場合がある．一方，背側左中肺野の肺胞呼吸音は保たれている（図2下）．

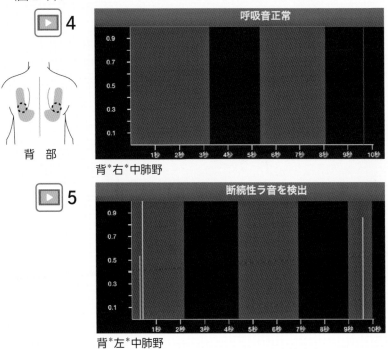

図2

気管支呼吸音の低下―左右差を聞き比べる

☝ ここがポイント!

- 気管支呼吸音が低下した場合は気管支の壁外圧迫や気道異物，気道内腫瘍を疑う．

　気管支呼吸音の低下を聴取した場合，気管分岐部付近に問題のあることが多い．腫瘍による気管内腔の閉塞やリンパ節腫大や腫瘍の気管壁外圧迫による狭窄により，気管内腔の流速が減ることが大きく影響していると考えられる．

聞いてみよう！ **気管支呼吸音の低下** 6, 7

- 87歳，女性：悪性リンパ腫による気道狭窄．
- 関節リウマチで治療中である．2週前からの労作時呼吸困難を主訴に受診．咳喘息の疑いで吸入ステロイドを開始となったが，10日後に呼吸困難を主訴に再受診．
- 来院時の胸部X線（図2A）は明らかな異常所見を指摘できない．
- 再受診した際の左気管支呼吸音と右気管支呼吸音を比較すると左気管支呼吸音の吸気時の音の強さがやや低下していると診断（図1）．
- 胸部CTでは左気管支を外部から圧排（図2B, C, 矢頭）させる縦隔リンパ節腫大を認めた（図2B, C, ＊）．生検で悪性リンパ腫の診断となった．
- 本症例は気管呼吸音にわずかなwheezesがあったことも気道狭窄を示唆する所見であった[4]．

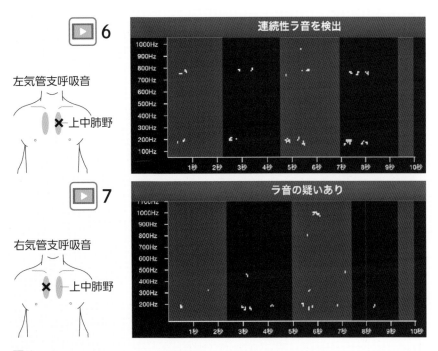

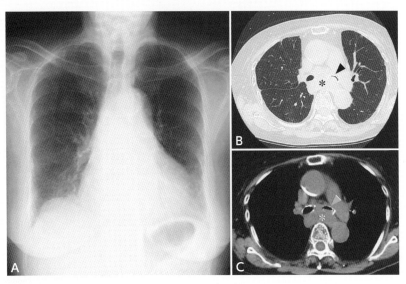

図 1
吸気時の左気管支呼吸音（腫瘍の圧排側）の強さが右気管支呼吸音よりも小さい.

図 2

- 84 歳, 男性:小細胞肺癌.
- 数週前からの咳嗽, 呼吸困難, 血痰で来院. 18 歳から 10 本/日の喫煙歴あり. 40 歳代から高血圧あり.
- 聴診所見:右気管支呼吸音の著明な低下あり（🎧7）.
- 胸部 X 線では右下肺野に長径 5 cm 程の腫瘤性陰影を認め, 右肺門（＊）・縦隔リンパ節腫大（矢頭）を伴っている.
- 胸部 CT では右主気管支が肺門（＊）・縦隔リンパ節（＊＊）により圧排され狭小化している（矢印）.

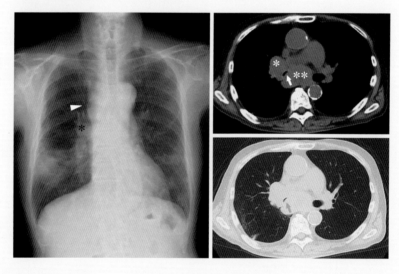

6

副雑音の分類

断続性ラ音には coarse crackles と fine crackles があり，連続性ラ音には wheezes, rhonchi, squawk, stridor がある．

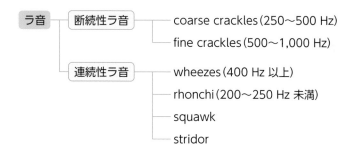

断続性ラ音

Fine crackles とは

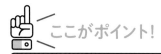
ここがポイント！

- 「チリチリ」「バリバリ」といった高調性の音（＞500 Hz）が聞こえる．
- fine crackles が聞こえたら間質性肺炎（特発性，二次性）を疑う．

吸気時に生じる fine crackles は気道の突然の開放により発生するとされるが，

初めて仮説を立てたのは Paul Forgacs である．Forgacs はシャンパンのコルク栓の抜いた時の音を fine crackles の発生機序と同様にとらえた．後に，実験モデルで突然の気道開放や閉鎖の肺実質への伝導音が fine crackles であると判明した．近年では fine crackles は気道の浮腫や炎症，水泡が形成された気道を空気が通る際の音であるとも報告されている[12]．

Crackles は 100〜2,000 Hz になりうるが，気道の口径に依存し，口径が小さいほど高調性の crackles を発生する．ピッチは 60〜2,000 Hz に分布するが，人間の耳では 500 Hz 以下になると聴診が難しくなる傾向にある．

Coarse crackles とは

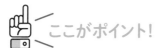 ここがポイント！

- 「ゴロゴロ」といった低調性の音（250〜500 Hz）が聞こえる．
- Coarse crackles が聞こえたら気管内に水泡を生じる病態，すなわち肺炎，肺胞出血，気管支拡張症，慢性気管支炎をまず疑う．

コップを気道に例えると，ストローから同じ量の空気が入った場合，水浸しの状況（肺炎など）で副雑音（coarse crackles：ゴロゴロ音）が出現し，肺胞呼吸音の気管呼吸音化も生じ，呼吸音がより明瞭に聴取される．Coarse crackles は気道内の分泌物がはじける音（bubbling）であるとする説が有力で，ゴロゴロとした低音である．ただし，間質性肺炎などの喀痰のない疾患でも吸気時に coarse crackles を聴取することがあり，すべてを bubbling で説明することはできないと考えられている．

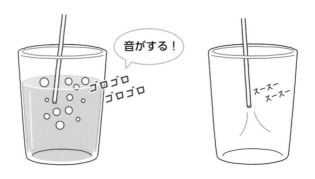

The timing of crackles—呼吸相を意識した聴診

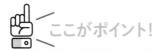
ここがポイント!

- Coarse crackles は，early crackles または early-to-mid crackles として聴取される．
- Fine crackles は late inspiratory crackles として聴取される．

　Crackles の聴取する時期を意識した聴診を行う．crackles の聴取される時間によって，全吸気（holo），早期（early），中期（mid-），終末（end-）inspiration または呼気（expiration）に分類される．

①呼吸相による coarse crackles の違い

　Coarse crackles は通常，吸気初期または吸気の初期から中期に聴取され，しばしば呼気時間にも聴取される．COPD では early crackles，気管支拡張症では early-to-mid crackles として認める．

呼吸相での crackles の分類

	音の聞こえ方	イメージ	考えられる要因
holo crackles	全吸気時間でゴロゴロとラ音	吸気 呼気	肺胞性病変，細菌性肺炎，心不全，肺胞出血
early crackles	吸気初期のラ音	吸気 呼気	肺気腫
early-to-mid crackles	吸気時間の初めから半ばまで聞こえ，吸気末でなくなる	吸気 呼気	気道に病変（気管支拡張症，急性/慢性気管支炎）がある
late inspiratory crackles	吸気の最初(A)または途中(B)から最後まで聞こえるラ音	A 吸気 呼気 B	間質に病変［間質性肺炎，非定型肺炎（マイコプラズマなど）］がある，細菌性肺炎の回復期や治癒後，心不全の回復期

②呼吸相による fine crackles の違い

Fine crackles は通常は mid-to-late inspiration で聴取され，late inspiratory crackles とも呼ばれる．体位（重力）の影響は受けるが，咳嗽の影響を受けず，めったに口元まで放散しない．重力の影響を受けるため，前傾姿勢になると crackles はしばしば消失し，坐位になると出現する．健常人でも 15% に fine crackles を聴取するといわれるが，その場合，1 呼吸サイクル（吸気，呼気）で 1〜4 つ程度の少ない数の crackles である．

上肺野，右側胸部で吸気のみ聴取された場合は，病的でない crackles の可能性がある．

Coarse crackles か fine crackles かで迷ったら…

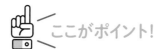

ここがポイント！

- 1 つひとつの音として認識できる低調性の音（250〜500 Hz）が coarse crackles.
- 1 つひとつの音として認識できず（マジックテープを剥がす音に似ている），高調性の音（>500 Hz）なら fine crackles.

Coarse crackles と fine crackles は併存することがあり，また呼気でも聴取することがある[6]．典型的な coarse crackles は気管支拡張症や COPD で聴取されるが，肺炎の早期にも聴取される．肺炎では early inspiratory crackles から治癒過程では end inspiratory crackles へと時相が変化し，さらに coarse crackles から fine crackles へと質的にも変化する（コラム参照）．この点が，肺音が心音と明らかに異なる部分であり聴診の難しさでもある．

以下に fine crackles と coarse crackles の違いを示す．もし fine crackles か coarse crackles かで迷った場合，ゴロゴロと断続音の 1 つひとつの音を分離して認識できる低調性の音が coarse crackles，バチバチ，バリバリと高い音で（>500 Hz），1 つひとつの音を分離して認識できない場合は fine crackles

と分類する．重要なのは fine か coarse かではなく，その音がどう変化していくか，ということである．

Fine crackles と coarse crackles の違い

	fine crackles	coarse crackles
呼吸相	吸気（後半にかけて強くなる）	吸気全般で同様 呼気相で聴取することもある
音の聞こえ方	バチバチ，バリバリ	ゴロゴロ
周波数	高音（500〜1,000 Hz）	低音（250〜500 Hz）
呼吸の影響	深吸気で増強	影響少ない
体位(重力)の影響	腹臥位で減弱 坐位，仰臥位で増強	影響なし
疾　　患	過敏性肺炎，特発性肺線維症，じん肺，膠原病肺，放射性肺炎	肺水腫，急性呼吸窮迫症候群，肺炎びまん性汎細気管支炎（DPB），気管支拡張症，慢性気管支炎

コラム

肺炎では coarse crackles から fine crackles へと変化する？！

　これだけ聴診が行われているにもかかわらず，肺炎 1 つを例にとっても，coarse crackles がどのように変化しているのかを検証した研究はほとんどない．ただし，Piirilä P によれば肺炎の初期（発症から 5.8±2.3 日）の時点で，crackles は吸気の 35±16（%）の間で聞こえ始め，72±13（%）の間で消える．さらに 2.7±1.0 日たつと，crackles は吸気の 53±19（%）で聞こえ始め，83±14（%）で消えると報告している[7]．すなわち，数日たつと，crackles が吸気において聞こえ始める時間も消失する時間も後ろにずれていく（late inspiratory crackles になっていく）ということを示しているといえる．また，部分的ではあるが，時間がたつと crackles の周波数が高くなる傾向を示しており，高いものでは fine crackles の定義である 500 Hz を超えてしまう．時相の変化と質的にも周波数が高い傾向になっていくさまを臨床医は coarse crackles だったものが fine crackles に変化しているように感じているのだ．

連続性ラ音

Wheezes とは

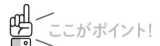 ここがポイント！

- Wheezes が多音性の場合や吸気時にも聴取される場合は，気道狭窄や病態がより深刻であることを示唆する．

「continuous（連続性）」は，肺音では 250 ms 以上持続する音であることを意味する．Wheezes は 400〜1,000 Hz の周波数と持続時間が特徴であり，通常は呼気のみに聴取されるが，狭窄がより深刻な場合は吸気にも聴取する．肺実質でどれくらい末梢にいけば気道狭窄に伴う気道壁の振動で喘鳴が発生するのかは判明していないが，一般的には 2 mm 未満の small airway は wheezes の発生場所にはならない．なぜなら small airway はレイノルズ数が小さく層流（laminar flow）であるためである．

さらに喘息で polyphonic wheezes（多音性の喘鳴）の場合，monophonic wheezes（単音性の喘鳴）より深刻な気道狭窄を示唆する[8]．Wheezes の産生は気道壁と空気の移動の相互作用（振動）により生じると考えられている．ゆえに気道の口径を狭くするすべての病態（気道攣縮，粘膜浮腫，気道内腫瘍，分泌物，異物，外部からの圧排）で生じる．固定化した monophonic wheezes で同一の周波数の場合は，通常は気管の不完全閉塞を示唆する（例：腫瘍）．Wheezes 産生に寄与する気道の狭窄や振動は，そもそも十分な空気流速が必要であり，気管支喘息患者で喘鳴が全く聞こえない場合は最重症の気道閉塞をきたしている可能性がある．

①ベンチュリー効果

気道が何らかの原因で狭窄した場合，ベンチュリー効果で狭窄した部分の流速は速くなるため，気道閉塞がより生じやすい呼気時に喘鳴がより強くでる傾向にある．

②強制呼気

ベッドサイドで強制呼気をさせるのは健常者，喘息患者の両者において気道狭窄を検出する簡単な方法である．強制呼気の wheezes の持続時間が 1.8 秒以上は気道閉塞の感度が高いとする報告もある．

Squawk（short wheeze）とは

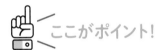

ここがポイント！

- Squawk は short wheeze と呼ばれ，吸気途中から終末にかけて聴取され，気道壁や周囲組織の振動によって生じる．
- Squawk は，気管支拡張症や間質性肺炎でよく聴取される．

Squawk または squeak は吸気の途中から終末期にかけて短く聴取される wheezes に似た音であり，Laennec により "cry of a small bird（小鳥の鳴き声）" として初めて報告された．

Squawk は肺炎や気管支拡張症，間質性肺炎など，さまざまな疾患で聴取され，crackles と併存することが多く，より早いタイミングで聴取されることが多い．持続時間は 40〜400 ms であり，めったに 300 Hz を超えない．気道内へ吸気流入に伴う small airway walls や虚脱した周囲組織の振動によるものと考えられている．

Rhonchi とは

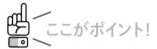

ここがポイント!

- 比較的太い気道の浮腫による低調性な呼気時のいびき様音（グー音）である.
- 慢性の気道疾患である慢性気管支炎，気管支拡張症などで聴取されることが多い.

Rhonchi は持続する低ピッチのいびき様音であり胸壁に手掌をあてるとゴロゴロ感じる rattling や，ブツブツ音である rumbling，水泡の破裂音である bubbling の要素を伴っている．持続時間は 100 ms 以上で，300 Hz 以下と定義されるが，その多くは 200 Hz 以下である.

Stridor とは

声門より上の中枢気道の狭窄で生じる吸気時の単音性連続性雑音である．ストライダーは気管支喘息で生じる wheezes と同様の音である.

Wheezes と rhonchi で迷ったら

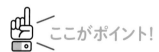

ここがポイント!

- rhonchi は太い気道，wheezes は細い気道で発生する音である.

Wheezes と rhonchi の違いとして，wheezes が 400 Hz 以上，rhonchi は 200〜250 Hz 以下と定義されている．時報の「ぷっ，ぷっ，ぴー」の「ぷっ」が 440 Hz に相当するので「ぷっ」より高い音は wheezes と診断できる．以下の表に wheezes と rhonchi の違いを示す．

では，250〜400 Hz の音はどちらに分類するのか？ 答えは，「どちらでもよい！」となる．聴診したあなたが決めるべきといえる．大事なことはどちらに分類したかではなく，wheezes または rhonchi の改善があったかどうかを臨床経過で追うことである．

wheezes と rhonchi の違い

	wheezes（笛様音）	rhonchi（いびき様音）
呼吸相	主に呼気終末期	主に呼気，吸気でも聴取
ピッチ	高音（400 Hz 以上）	低音（200〜250 Hz 以下）
狭窄部位	細く硬い気道	太く軟らかい気道
病　態	気道狭窄	気道狭窄または気道内分泌物
原因疾患	気管支喘息 COPD うっ血性心不全 分泌物の貯留，腫瘍による狭窄	気管支喘息 COPD 慢性気管支炎，DPB 気管支拡張症 分泌物の貯留，腫瘍による狭窄

コラム

聴診をどうやって勉強するのか？ 研究会はあるか？

無料で勉強するには，「看護 roo！」というサイト内の筆者が作成した「聴診スキル講座」（https://www.kango-roo.com/sn/k/view/2424）も有用である．聴診音源ありで各疾患のコンテンツを設けている．

また，有料だが，筆者の出演した「CareNeTV」内の「Dr. 皿谷の肺音聴取道場」では，聴診のイロハを動画と音声を交えてレクチャーしている．そのほか，「聴診音が学べる！ポータルサイト」（https://3sportal.telemedica.co.jp/home）など，サイト上で音源を一部無料公開しているものもあり（本格的に学ぶには登録が必要），これも筆者が監修している．さらに，最近は youtube などでもさまざまな肺音を聞くことができるようになっている．本書とともに活用することをお勧めしたい．

聴診に関する研究会として，「肺音（呼吸音）研究会」がある．毎年，肺聴診セミナーによる教育講演と典型的な肺音のレクチャー，肺音研究会が同時に開催され，1 日で肺音についての基本的アセスメントの仕方を学ぶことができる．

7 声音聴診の所見

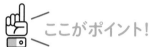 ここがポイント！

- **声音聴診は肺炎を見つけるためのポイントとなる.**

　肺炎などにより気道内が分泌物で満たされると，呼吸音の伝導がよくなる結果，声音聴診では聴診器越しに患者の声が大きく聞こえる（「あー」または「ひとーつ」などと言ってもらう）.

　また，EがAに聞こえるやぎ音陽性となり，low pass filter の機能が減弱した結果，肺胞呼吸音の気管呼吸音化を認める. 同様に母音の伝導がよくなる結果，聴診器越しのささやき声が聞き取れる，ペクトロキー陽性となる.

肺炎で伝導がよくなると…

声音聴診：あー　→　**あー**

イー → エー
(E to A)（やぎ音 egophony）

肺胞呼吸音の気管呼吸音化

ささやき声がはっきり聞こえる
ペクトロキー（whispered pectoriloquy）

Bronchophony（気管支声）

　聴診器を肺炎や無気肺の部分にあてながら（空気以外の成分で置き換わっている部分）患者に発声（「ワン，ツー，スリー」「ナインティナイン」など）してもらうと，同部位ではより明瞭に大きく聞こえる．これは正常肺ではほぼ伝達されない母音が伝わるようになるためである．これを bronchophony（気管支声）と呼ぶ．

Whispered pectoriloquy（ペクトロキー） 8, 9

　聴診器を肺野にあて，ささやき声で言葉を発してもらうと，通常は意味のない言葉としてしか聞こえない（不明瞭でわからない）が，肺炎などがあると同部位では意味のある音として聴取される．乱流の高周波成分や母音などが伝わりやすくなるためである．右肺に病変がある症例で「チョコレート」とささやいてもらうと健側肺では意味不明の音でしか認識できないが患側肺では「チョコレート」とはっきり認識できる．ペクトロキー陽性である．

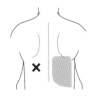

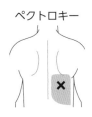

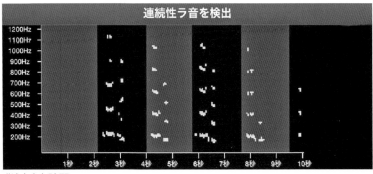

背＊左＊中肺野

背＊右＊中肺野

Egophony（やぎ音）

ペクトロキーと同じ原理であるが，肺炎などのある部位で，聴診器を胸壁にあてながらイー（E）と発声してもらうとエー（A）と聞こえることをいう．これをE to A（EがAに変わることを指す）ともいう．

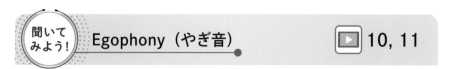

聞いてみよう！ **Egophony（やぎ音）** ▶ 10, 11

- 55歳，男性：肺炎
- 数日前からの吸気時の左側胸部から左背部痛で来院．
- 胸部X線で左下肺野に浸潤影を認め，横隔膜の陰影がシルエットサイン陽性．
- 聴診では，右下肺野（健側肺）でイー（E）と発声してもらう音はイーのままであるが（図1上段），左下肺野（患側肺）ではイー（E）がエー（A）と聞こえ，やぎ音陽性と診断した（図1下段）．

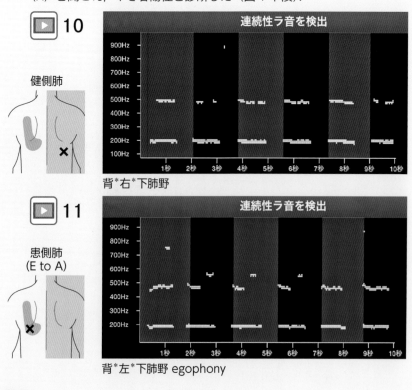

図1

- 胸部 CT で確認すると，左下葉にエアブロンコグラムを伴うコンソリデーションを認め（図 2），左肺炎/左胸膜炎の診断となる.

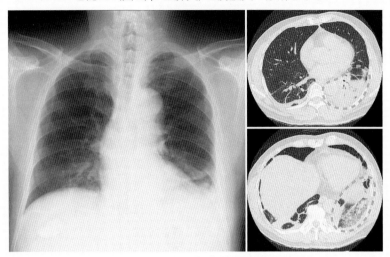

図 2

8 打診/聴診を組み合わせたテクニック

　打診は 19 世紀に登場し，その後も有用なテクニックであり続けている．打診は種々の周波数を作り出すが，最も大きさ（dB）が強いのは 200 Hz である．声や呼吸音の伝達でも 200 Hz が最も伝わりやすい．聴打診と直接打診による胸水検出の効果は同等であるが，どちらも肺実質内の 6 cm 以下の腫瘤の検出は困難であるとされている．打診による音のパターンを大きく変化させるのは胸壁の構造，特に肩甲骨であるため，同部位は避けて打診する．

心拡大のアセスメント —scratch test

 ここがポイント！

- スクラッチテスト（scratch test）で左心室の外縁を予測する．
- 左心室外縁が左鎖骨中線を越えれば心拡大と診断できる．

　心拡大は仰臥位で左鎖骨中線より心臓外縁が越える場合である．動画のとおり，聴診しながら左外側から皮膚をスクラッチしながら，内側へ移動する．心臓外縁の部分でスクラッチ音が明瞭になる．

12

scratch test

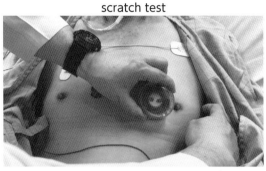

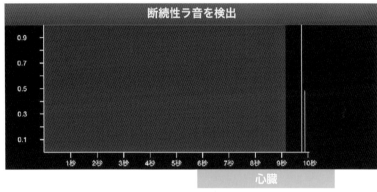 13

青色部分が肺から心臓にスクラッチが達したことを意味する.

肝腫大のアセスメント
—percussion scratch test

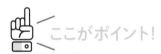 ここがポイント！

- Percussion scratch test で肝腫大の有無をチェックする.
- 通常の肝臓の大きさは右鎖骨中線上で 6〜12 cm である.

　肺高血圧症や肝転移による肝腫大の評価に有用である.

　右鎖骨中線上で，まず打診（percussion）を行い肝臓上縁の濁音になる部分を探す.

　次に右鎖骨中線上の側腹部から聴診しながら皮膚をスクラッチしていく. 肝臓

下縁になると一気にスクラッチ音が高く明瞭に聞こえる．Percussion による上縁と scratch test による下縁の間を測定し肝臓の大きさとする．通常は右鎖骨中線上で 6～12 cm である．

本法では治療前後で右鎖骨中線上の肝臓の大きさを客観的に評価できる[9]．

percussion scratch test

断続性ラ音を検出

肝臓

胸水のアセスメント

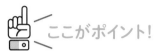

ここがポイント！

- 胸水の貯留の程度を聴打診テストでアセスメントする．
- 打診はルイス角で，聴診は中腋窩線で行う．
- 声音聴診の低下もみられる．

Auscultation percussion test（聴打診テスト）

　右胸水のある症例である．ルイス角を叩きながら側胸部の中腋窩線を頭側から尾側へ聴診器をずらしながら聴診していく．空気のある（肺の部分）から胸水貯留部位になると清音から濁音（dullness）へと変化する．肺音図で黄色い部分が液面に到達したところであり，一気に高音が低音へと変化するのがわかる．側胸部では中腋窩線の部位は胸水が最も高位となる傾向にある．

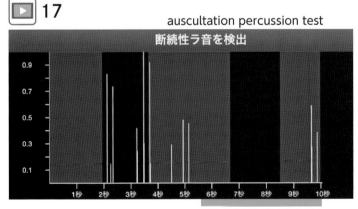

▶ 17

auscultation percussion test

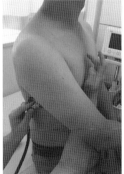

声音聴診

　胸水がある場合，患者に「ひとーつ」や「あー」と言ってもらいながら聴診部位を変えていく.

　胸水のある部位になると「声がくぐもった感じ」で聴取される. これを vocal fremitus（声音聴診）の低下と呼ぶ.

9

声音聴診の低下

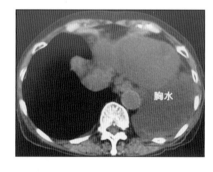

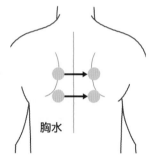

18

vocal fremitus（声音聴診）

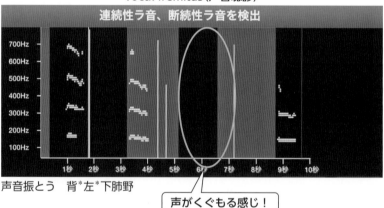

声音振とう　背*左*下肺野

9
画像所見の割に聴診所見が乏しくても考慮すべき疾患群

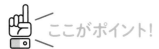
ここがポイント！

- 聴診所見が乏しい疾患群を想起する.
- わずかな rhonchi や squawk の有無に着目して，画像検査を行うかどうかを判断する.

聴診所見が乏しい疾患

●リンパ増殖性疾患 　IgG4 関連疾患 　悪性リンパ腫 　キャッスルマン病 ●ニューモシスチス肺炎 ●肉芽腫性疾患 　サルコイドーシス 　肺結核 　真菌感染	●マイコプラズマ肺炎 ●気管支肺炎 　*Haemophilus influenza* 　*Moraxella catarrhalis* 　ウイルス感染症 ●器質化肺炎 ●cellular NSIP ●PPFE ●気胸，胸水，無気肺

　筆者の私見であるが画像所見の割に聴診所見が乏しい疾患群が存在する.

　悪性リンパ腫をはじめとするリンパ増殖性疾患（第Ⅲ章のキャッスルマン病を参照），ニューモシスチス肺炎はわずかな fine crackles（late inspiratory crackles）を聴取する場合が多い．マイコプラズマ肺炎は coarse crackles を early crackles または early-to-mid crackles として聴取する場合と fine crackles（late inspiratory crackles）として聴取する場合とがあるが，画像上の肺炎所見が華々しくても，聴診所見が乏しいのが特徴である.

　一般論として気管支肺炎は coarse crackles を聴取する場合がむしろ少ない.

わずかな rhonchi や squawk の出現が診断のヒントになる場合が多い.

　器質化肺炎や気胸，胸水，無気肺は肺胞呼吸音の低下を認めるが，左右差に注目しないと見落とすことがある.

　まれな疾患であるが細胞性非特異性間質性肺炎（cellular NSIP：non-specific interstitial pneumonia）のような線維化成分の乏しい間質性肺炎や，上葉優位型肺線維症（PPFE：pleuroparenchymal fibroelastosis）で下葉の間質性肺炎の領域が乏しい場合，肉芽腫性疾患（サルコイドーシスや肺結核，真菌感染など）では副雑音は全く聴取しない場合が多い[10].

コラム

PPFE（上葉優位型肺線維症）とは？

　以前は網谷病といわれていた疾患である.　PPFE（pleuroparenchymal fibroelastosis）は特発性肺線維症（IPF）と異なり，肺構築の破壊を伴わない肺線維症である.　扁平胸郭による狭小化した胸腔が肺の拡張を妨げ，無気肺が加わり，全肺気量が低下するが残気量は保持されるという排気量分画を呈する.　病理学的には臓側胸膜の線維性肥厚，胸膜下の弾性線維の増生（fibroelastosis）などを伴う.　IPF と異なり肺底部は病変がない，または少ない場合が多く，肺底部での副雑音は聴取しないことが多い.　多くの症例では KL-6 の上昇は認めないが，上葉主体の肺の急激な容積減少，肺活量の急激な低下，両側気胸の出現，抗線維化薬が無効，などで診断される場合がある.　PPFE で下葉に UIP（通常型間質性肺炎 usual interstitial pneumonia）pattern（蜂巣肺）を伴う場合は fine crackles を聴取し，UIP pattern がない症例と比して予後不良（生存期間中央値が UIP なし群 62 ヵ月に対し，UIP あり群 12 ヵ月）であるとする報告がある[4].

　PPFE が進行すると筋力・体重の低下とともに急速な肺活量や努力性肺活量を呈し，両側気胸が同時に発症することがある（図）.

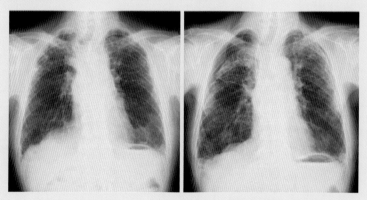

PPFE の胸部 X 線：左（気胸発症前），右（両側気胸発症後）

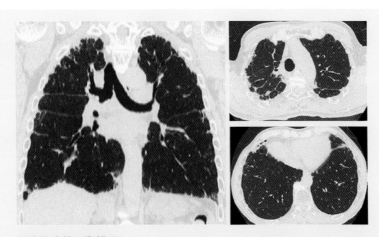

気胸発症前の胸部 CT

両側上葉の容量低下に伴う肺門の挙上を認める．明らかな蜂巣肺は指摘できない．PPFE は，抗線維化薬は効果なく，肺移植が唯一の治療法である．

聴診の歴史を紐解くと…

　肺聴診学の基礎を築いたのは，聴診器の発明者でもあるフランス人の医師 Laennec である（1781〜1826）．1816 年，1 冊のノートを筒型に巻いて患者の心臓部にあてて聞いたところ明瞭に聞こえたのが聴診器発明のきっかけであった（TED の「人の手が持つ力」[11]）．Laennec は同年に木製筒型の聴診器を発明し，1819 年に間接聴診法を発表した．

　聴診器（stethoscope）はギリシャ語，stethos（＝breast）＋skops（＝watcher）の意味である．聴診のランドマークとなる論文（State of the Art）は少なく，1984 年の Loudon らの Lung Sounds[12] と 1997 年の Pasterkamp らによる Respiratory Sounds[13] が知られている．

　肺音研究の進歩は工藤らの論文に[14]，ラ音の国際的なコンセンサス作成の話は，日本で開催された第 10 回国際肺音学会のまとめとして日本医師会雑誌[15] と CHEST に掲載された[16]．CHEST では日本の分類のいびき様音が逆さまに掲載されている[16]．

Table 2—Lung Sound Nomenclature in the World

	Japan	U.K.	Germany	U.S.	France	Time Expanded Waveform
Discontinuous						
Fine (high pitched, low amplitude, short duration)	捻髪音	Fine crackles (= Fine rales/crepitations)	Feines Rasseln	Fine crackles	Râles crepitants	
Coarse (low pitched, high amplitude, long duration)	水泡音	Coarse crackles (= Coarse rales/crepitations)	Grobes Rasseln	Coarse crackles	Râles bulleux ou Sous-crepitants	
Continuous						
High pitched	ふえ（捻）音	Wheezes (= High pitched wheezes/rhonchi)	Pfeifen	Wheezes	Râles sibilants	
Low pitched	昆（捻）音 いびき	Rhonchi (= Low pitched wheezes/rhonchi)	Brummen	Rhonchus	Râles ronflants	

English	Portuguese*	Spanish†	*Kindly provided by Dr. Abraham B. Bohadana, Faculdade Regional de Medicina, Sao Jose do Rio Preto, Sao Paulo, Brazil and †Dr. Rolando Berger of the University of Kentucky.
Fine crackles	Crepitaçoes finas	Estertores finos	
Coarse crackles	Crepitaçoes grossas	Estertores gruesos	
Wheezes	Sibilos	Sibilancias	
Rhonchi	Roncos	Roncus	

［Mikami R, Murao M, Cugell DW, Chretien J, Cole P, Meier-Sydow J, et al. International Symposium on Lung Sounds. Synopsis of proceedings. Chest. 1987；92(2)：342-5 より引用］

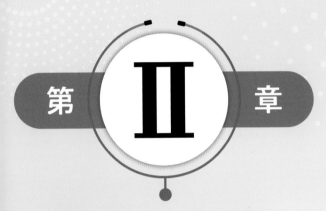

第 II 章

聴診の実際

― 聴診部位から考える診断アプローチ ―

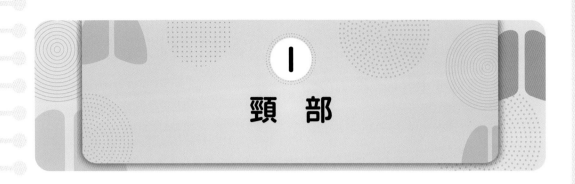

頸　部

どんな音が聞こえるか？

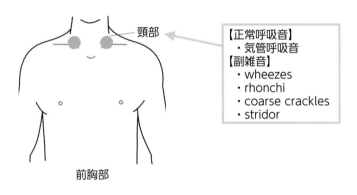

【正常呼吸音】
・気管呼吸音
【副雑音】
・wheezes
・rhonchi
・coarse crackles
・stridor

頸部

前胸部

頸部聴診で気を付けたい呼吸音・必要に応じて行う対応・念頭に置くべき疾患

こんな音が 聞こえたら	必要に応じて行う対応 （精査，対処）	考えられる要因 （病態・疾患）
wheezes	呼吸機能検査 X線，CTなど	気管支喘息，中枢気道狭窄， COPDの急性増悪
rhonchi	X線，CT（副鼻腔含む）	慢性気管支炎，気管支拡張症
coarse crackles	X線，CT	肺炎，肺胞出血，心不全

　頸部における聴診のポイントとして，頸部では wheezes, rhonchi, coarse crackles は聴取されるが，より気道の末梢で発生すると考えられる fine crackles は頸部には放散することはほとんどなく，聴取されないということである．

　以降，具体的な case をみていく．

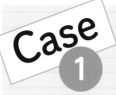

頸部で気管呼吸音に混じる喘鳴が聞こえたら

●**患者情報**：49歳，女性．2年前からの労作時の呼吸困難感を主訴に来院．ときどき喘鳴を感じることがある．45歳から脂質異常症で治療中．バイタルサインは正常である．

●**聴診所見**：頸部の聴診では吸気，呼気ともに気管呼吸音に混じって喘鳴を聴取（図1上）．喀痰喀出後は喘鳴が消失した（図1下）．

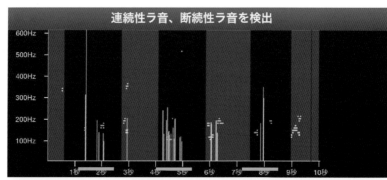

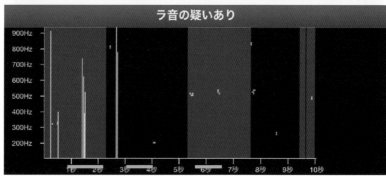

図1　喀痰喀出前（上）と喀出後（下）
青色線は吸気を示す.

●**画像所見**：胸部 X 線は気管の狭小化と右側への圧排を認め（図2左上矢印），
胸部 CT では甲状腺腫大を認める（図2左下＊）．腫大した甲状腺（＊）に
より気管の右側への圧排所見を認める（図2右矢印）．

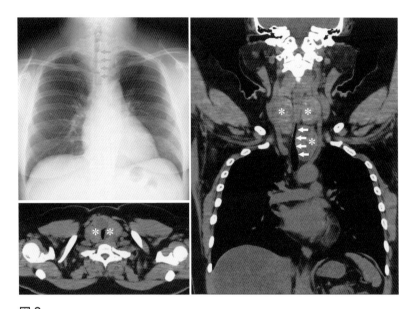

図2

まず何を考えるか？　診断は？

頸部の喘鳴は以下を考慮する.

> ■喘鳴の落とし穴
> - 気道狭窄
>   甲状腺腫瘍
>   肺癌：気管内腫瘍/壁外圧迫
>   クループ
>   気管支内異物
> - 心臓喘息

　画像所見からもわかるように，本例の場合は甲状腺腫の圧排により気道狭窄を生じ，喀痰貯留により喘鳴が出現していたと考えられた．喀痰の消失により，ただちに喘鳴が消失したのは著明な気道狭窄を示唆する証拠の1つである.

すべき対応は何か？

　本症例は甲状腺腫摘出術を施行した．術前の呼吸機能検査では正常範囲であるが，胸郭内気道狭窄の部位を反映して呼気時に気道浮腫や気管支壁の振動を反映してやや鋸歯状波形を認める（図3）[17].

	予測	実測	%	単位
肺気量分画				
肺活量	2.99	2.89	96.8	L
1回換気量		0.62		L
予備呼気量		0.58		L
最大呼気量		2.31		L
フローボリューム				
努力性肺活量	2.85	2.89	101.3	L
1秒量	2.39	2.43	101.8	L
1秒率		84.1		%
1秒率t		84.1		%
MMF	3.10	3.04	98.0	L/s
最大呼気流量	6.69	4.60	68.8	L/s
V̇50	3.50	3.34	95.5	L/s
V̇25	1.40	1.29	92.1	L/s
V̇25/Ht	0.890	0.819	F-	L/s/m
V̇50/25		2.58		
エアトラッピング		0.00		
FEV1.0/VC.p		81.4		%
OI		1.54		

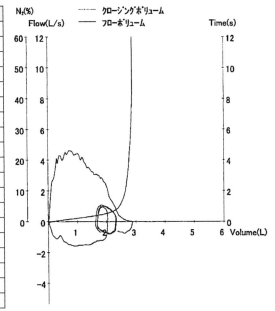

図3

ポイント

　頸部のみで聴診可能なあえぎ声（grasping noise）を伴う吸気主体の喘鳴はstridor とも呼ばれる．Stridor は通常は吸気のみに聴取されるが，本症例の吸呼気時の stridor は声帯より下方の気道狭窄（または声帯の異常を疑う）による呼気時のものと，喉頭部の胸郭外気道狭窄による吸気時のものの両者が存在している．

　甲状腺腫による stridor は喘鳴を自覚する期間を経て，突然の窒息や窒息に伴う pulmonary negative pressure syndrome（陰圧性肺水腫）を発症する[18, 19]．また甲状腺腫内の出血が気道閉塞を助長するリスクがあり，頸部の聴診は重要といえる．

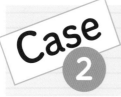

頸部で coarse crackles と wheezes が聞こえたら

- **患者情報**：70歳，女性．40歳頃から気管支喘息の吸入治療を受けている．右中下肺野に coarse crackles を呈しており．右の大葉性肺炎で入院．
- **聴診所見**：入院数時間後（1日目）に頸部聴診で吸気時（青色線）に coarse crackles，呼気時に wheezes を聴取する（図1上）．口腔聴診で吸気時に wheezes を聴取（図1下）．頸部聴診では吸気（青色線）に coarse crackles，呼気に wheezes を認める．口腔聴診では吸気を主体に wheezes を認める．右前胸部で coarse crackles（図2）を聴取するが，wheezes は聴取せず．

▶21

1日目

頸部

吸気 coarse crackles
呼気 wheezes

▶22

1日目
口腔聴診

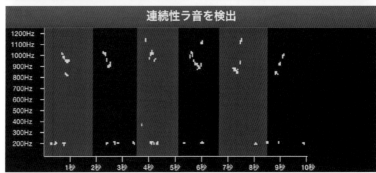

図1

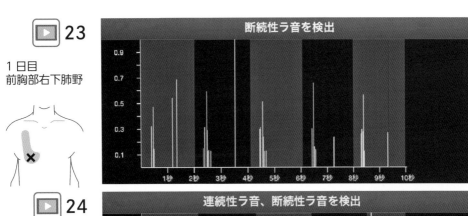

23

1日目
前胸部右下肺野

24

2日目
前胸部右下肺野

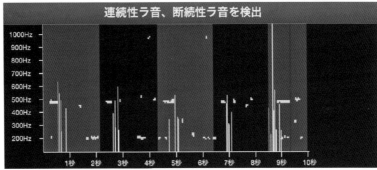

図2

●**画像所見**：胸部 CT では右中下葉にエアブロンゴグラム（矢頭）を伴うコンソリデーション（＊）を認める.

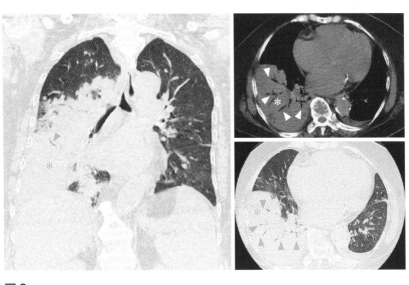

図3

すべき対応は何か？

右大葉性肺炎に合併した気管支喘息発作であり抗菌薬に加え，ステロイドの全身投与が必要である．

ポイント

本症例で注目すべき点は，気管支喘息発作を裏付ける wheezes が 1 日目では頸部のみで聴取され，2 日目でようやく右前胸部に出現した点である．つまり，胸部聴診のみでは見逃す可能性があるため頸部聴診は常に重要である．

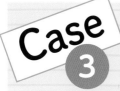

頸部で著明な呼気時間の延長を伴う wheezes が聞こえたら

- **患者情報**：70 歳，男性．労作時呼吸困難を主訴に受診．
- **聴診所見**：頸部聴診で，呼気時の wheezes を聴取し，呼気時間が 1：3 程度に延長している．

 25

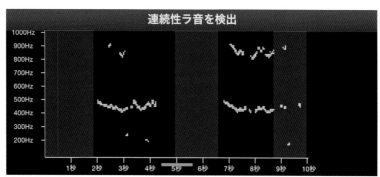

前*右*上肺野 trachea

図 1
青色線は吸気

まず何を考えるか？　診断は？

p.53 の表に示したとおり，気管支喘息発作が鑑別に挙がるが，頸部聴診で吸気：呼気が 1：3 まで延長することはない．頸部では通常，呼気：吸気（青色線）がほぼ 1：1 であるが，本症例では 1：3 と呼気時間が著明に延長しており，COPD の急性増悪と診断できる．

ポイント

頸部聴診で呼気時間の著明な延長と wheezes を確認したら，COPD の急性増悪が疑わしい．喫煙歴や COPD を疑うその他の身体所見（例：気管短縮や胸鎖乳突筋の肥厚など）をまずチェックする．

コラム

頸部にわずかな wheezes が放散していたら

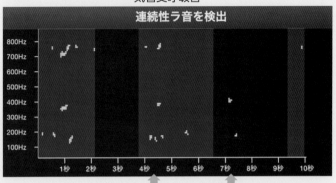

気管支呼吸音の左右差を示した悪性リンパ腫による気道狭窄の一例である.

頸部に放散する左気管支の狭窄音が,吸気時に2回わずかな wheezes(矢印)として聴取されるのに気づくだろうか?

これは,左気管狭窄部の wheezes の頸部放散と考えられる.

「左気管支呼吸音の減弱」と同部位でときどき聴取される「wheezes の頸部への放散」の2点が気道狭窄を疑う所見であった.

2

上葉（気管分岐部）

どんな音が聞こえるか？

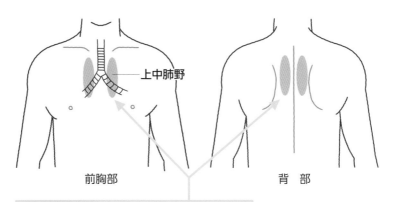

上中肺野

前胸部　　　　　　　　背　部

【正常呼吸音】
　・気管支呼吸音
【副雑音】
　・wheezes*, rhonchi, coarse crackles

*特に気を付けたい所見

気管分岐部聴診で気を付けたい呼吸音・必要に応じて行う対応・念頭に置くべき疾患

こんな音が聞こえたら	必要な対応（精査，対処）	考えられる要因（病態・疾患）
単調な wheezes	X 線，CT，呼吸機能検査	中枢気道狭窄
rhonchi	X 線，CT，喀痰細胞診	気管支炎，腫瘍による気道狭窄，粘液産生性腺癌

以降，具体的な case をみていく．

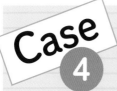

胸部全体に wheezes と rhonchi の両方が聴取されたら

●**患者情報**：60歳，男性．労作時の呼吸困難と胸部異常陰影を指摘され来院．

●**聴診所見**：前胸部では wheezes を（図1上）背部では rhonchi を（図1下）胸部全体で聴取する．Wheezes は多音性（polyphonic）である．

前胸部 wheezes

▶ 27

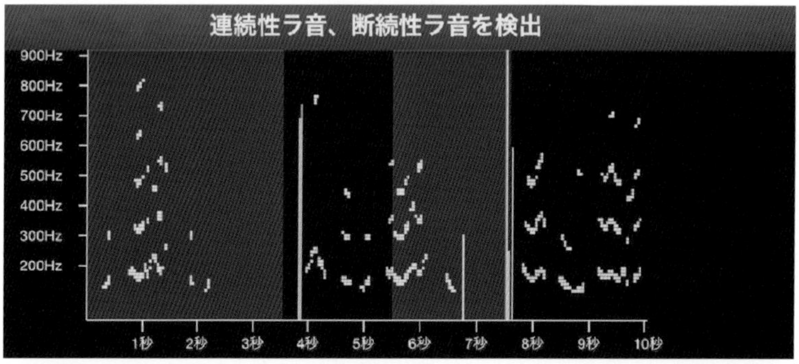

連続性ラ音、断続性ラ音を検出

背側 rhonchi

▶ 28

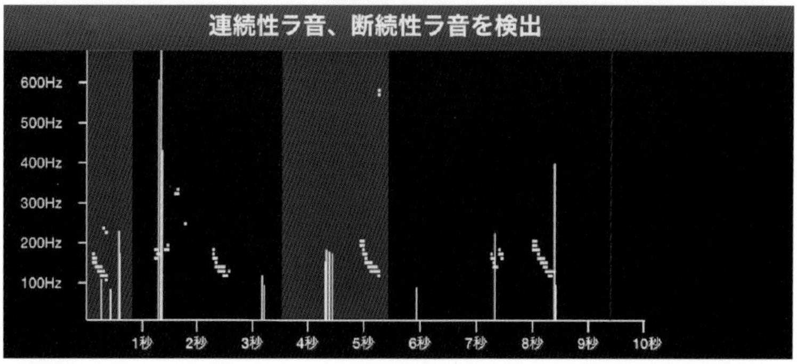

連続性ラ音、断続性ラ音を検出

図1

［看護 roo！「聴診スキル講座」より引用 https://www.kango-roo.com/sn/k/view/2942］

●**画像所見**：胸部 X 線（図 2 左, ＊），胸部 CT（図 2 右）は気管から左気管支内，右下葉枝へと進展する腫瘍（＊）を認める．一部で気管支内腔が腫瘍のために閉塞し描出されない．

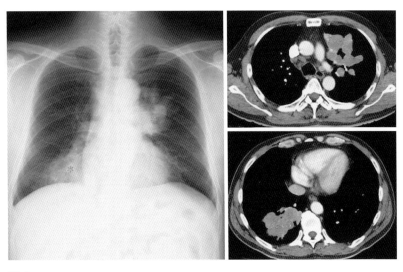

図 2

まず何を考えるか？　診断は？

全肺野で wheezes, rhonchi を聴取し，画像上は中枢から末梢側へ広がる腫瘍であり，一部は気管支内腔を這って進展しているようにみえる．腫瘍による気道狭窄に伴う聴診所見である．

ポイント

気管分岐部は気管呼吸音の左右差や頸部への wheezes や rhonchi の放散を注意しながら聴診する．まれであるが，気管内に大きく進展する腫瘍性病変がある場合に wheezes や rhonchi が聴取されることがある．

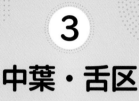

3 中葉・舌区

どんな音が聞こえるか？

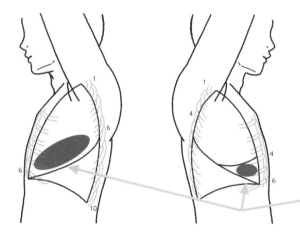

【正常呼吸音】
・肺胞呼吸音
【副雑音】
・coarse crackles* (early crackles
　または early-to-mid crackles)
・rhonchi, squawk

*特に気を付けたい所見

中葉・舌区聴診で気を付けたい呼吸音・必要な対応・念頭に置くべき疾患

こんな音が聞こえたら	必要な対応（精査，対処）	考えられる要因（病態・疾患）
coarse crackles rhonchi, squawk	副鼻腔炎のチェック 鼻粘膜，気道上皮の生検	副鼻腔気管支症候群， 遺伝性・先天性気道疾患

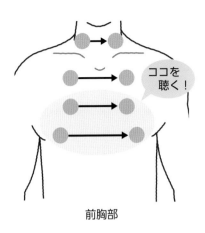

前胸部

　中葉・舌区は薄い青色の部分にフォーカスして聴診する．常に水っぽい音
（coarse crackles）を伴う場合は特発性，先天性，遺伝性を含めた気道疾患を疑
う．原発性線毛運動不全症（PCD：primary ciliary dyskinesia）は線毛に関連
する遺伝子の変異によって起こる先天性疾患の総称である．

　以降，具体的な case をみていく．

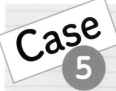

Case 5 喀痰喀出で coarse crackles と rhonchi が減弱したら

●**患者情報**：73歳，男性．数年前からの湿性咳嗽を主訴に受診．常に喀痰が溢れ出るブロンコレア（泡沫様と卵白様の二層性の痰が 100 mL/日以上喀出される病態）の状態である．

●**聴診所見**：右前胸部では（右第4〜6肋間付近），coarse crackles と呼気時の rhonchi を認める（図1上：喀痰喀出前）．喀痰喀出の数秒後に聴診すると，coarse crackles は著明に減少し，rhonchi はほぼ消失した（図1下：喀痰喀出後）．

喀痰喀出前

▶29

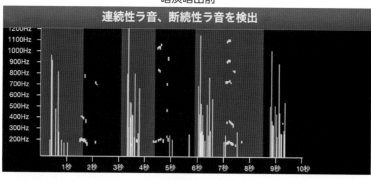

喀痰喀出後

▶30

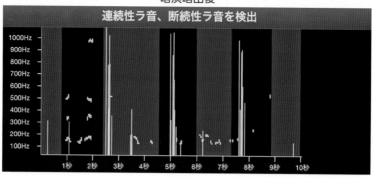

図1

●**画像所見**：胸部X線では心臓逆位を認め，左下肺野には浸潤影（＊）を伴っている（図2左）．胸部CTで内臓逆位と右下葉に気管支拡張を伴うコンソリデーション（矢印），右上葉には気道散布を示唆するカラスの足跡のような tree in bud sign（木の芽様サイン，矢頭）を認める（図2右）．

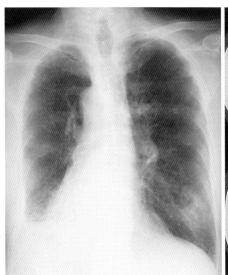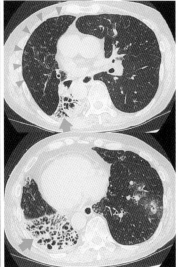

図2

まず何を考えるか？　診断は？

　ブロンコレアを呈する場合，びまん性汎細気管支炎（DPB：diffuse panbronchiolitis），罹患歴の長い気管支拡張症，原発性線毛運動不全症（PCD：primary ciliary dyskinesia）などの遺伝疾患，先天性疾患の可能性を考えたい．気管支拡張症の代表的な鑑別は以下にある．

気管支拡張症の代表的な鑑別

特発性	サルコイドーシス 特発性間質性肺炎 スワイヤ・ジェームス症候群 グッド症候群 分類不能型免疫不全症（CVID） 潰瘍性大腸炎 びまん性汎細気管支炎（DPB）	先天性疾患	嚢胞性肺線維症 原発性線毛運動不全症（PCD） ムニエ・クーン症候群 ウィリアムス・キャンベル症候群 気管閉鎖症
アレルギー・ 免疫性疾患	ABPA EGPA MPO-ANCA 陽性肺病変 関節リウマチ シェーグレン症候群	感染症	アスペルギルス 非定型抗酸菌症 緑膿菌
		悪性疾患	気管内腫瘍

CVID：common variable immunodeficiency，ABPA：allergic bronchopulmonary aspergillosis，EGPA：eosinophilic granulomatosis with polyangiitis

すべき対応は何か？

　本症例は気管支拡張症，内臓逆位，不妊症であることが判明し，慢性副鼻腔炎も併発していた．鼻粘膜生検で線毛構造の異常を電子顕微鏡で証明し，カルタゲナー（Kartagener）症候群と診断した．カルタゲナー症候群は常染色体劣性遺伝で，先天性の線毛器官の構造異常とそれによる機能不全を病態とする疾患である．

ポイント

　ブロンコレアを呈する疾患では喀痰喀出により短時間で coarse crackles が著明に減少し，rhonchi も減弱する．筆者の経験上，wheezes は分や秒の単位で改善することはない．

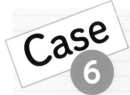

多彩な音が聞こえたら

●**患者情報**：37 歳，女性．数年前からの湿性咳嗽を主訴に受診．副鼻腔炎がある．10 pack-years の元喫煙者である．

●**聴診所見**：前胸部の左右中肺野で coarse crackles, rhonchi, squawk を聴取する．

▶ 31

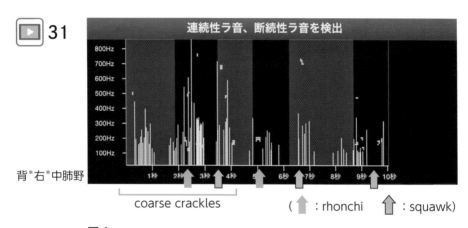

背*右*中肺野

図 1

［看護 roo！「聴診スキル講座」より引用 https://www.kango-roo.com/sn/k/view/3476］

●**画像所見**：胸部 X 線では両側中下肺野に気管支拡張（矢印）を伴う淡い浸潤影，粒状影を認める（図 2 左）．胸部 CT では中葉・舌区に気管支拡張，壁肥厚を認め（図 2 右上，矢印），両側下葉で呼吸細気管支への気道散布を考えさせる tree in bud sign（木の芽様サイン）を認める（図 2 右下，矢頭）．

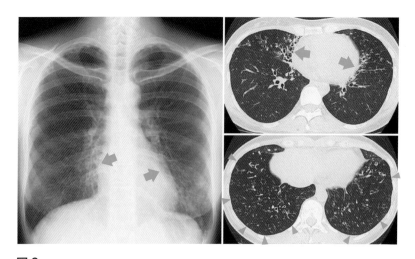

図2
［看護 roo！「聴診スキル講座」より引用 https://www.kango-roo.com/sn/k/view/3476］

まず何を考えるか？　診断は？

　前述の Case ❺ に示した気管支拡張症の鑑別と木の芽様サインの胸部 CT の結果から DPB が最も疑わしい.

すべき対応は何か？

　DPB は喀痰中の好中球が豊富にある点を細胞診でチェック，喀痰培養で細菌，真菌感染のチェック，呼気 NO（一酸化窒素）は好中球性の炎症を反映して極めて低値で診断の参考となる. 気管支炎喘息が好酸球性の炎症を反応して一般的には呼気 NO が高値となるのと対照的である. 副鼻腔炎は CT でも評価したい. DPB の診断がついたらマクロライド療法を行う.

ポイント

　この多彩な聴診所見（coarse crackles, squawk, rhonchi）は，気道内に分泌物が豊富にあることを意味する. 本症例は，喀痰培養は陰性であり，呼気 NO は 4 と低値であり，診断は DPB である.

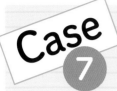

吸気のはじめに，ちょこっと音が聞こえたら

- **患者情報**：60歳，男性．数ヵ月前からの湿性咳嗽を主訴に受診．慢性副鼻腔炎がある．
- **聴診所見**：背部中下肺野に coarse crackles（early-to-mid crackles）を聴取する．

 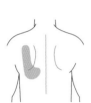

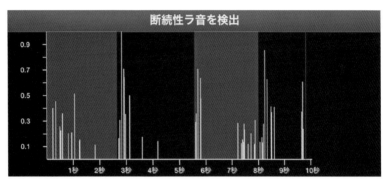

背*左*中肺野

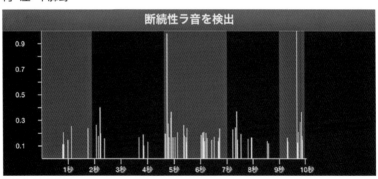

背*左*下肺野

図 1

●**画像所見**：胸部 X 線では気管支拡張を認める（矢印）．胸部 CT では両側上葉に気管支壁肥厚と拡張を認める（矢印）．両側下葉に木の芽様サインを認める（矢頭）．

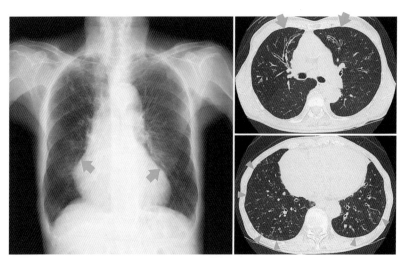

図2

診断は？

本症例は，DPB であったが，Case ❻の DPB よりも湿性咳嗽は乏しい印象である．鑑別診断，対応は Case ❻と同様である．

ポイント

気道分泌物が少ない慢性炎症の場合は吸気の初期だけに気道内の水泡がはじける音を反映して coarse crackles を聴取するのが特徴である．特に慢性副鼻腔炎があり，中葉・舌区に early crackles または early-to-mid crackles を聴取する場合は気管支拡張症を呈する疾患を考えたい．

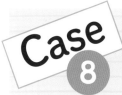

Case 8 頭がぼーっとしたら？ 慢性Ⅱ型呼吸不全の典型例

● **患者情報**：74歳，女性．30年来の気管支拡張症があり10年前に非定型抗酸菌症の治療歴がある．元来，pCO_2 が60～70 Torr 程度の慢性Ⅱ型呼吸不全があり，数年前から在宅酸素を導入している（安静時：5 L/分，労作時：オキシマイザー7 L/分）．今朝から頭がぼーっとする感じ，頭痛が出現．労作時の息切れと下腿浮腫が出現した．

バイタルサイン：意識清明，血圧160/78 mmHg，呼吸数28回/分，SpO_2 90%（酸素7 Lマスク），脈拍124回/分，pH 7.34，pCO_2 99 Torr，pO_2 62 Torr，HCO_3^- 38 mmol/L.

● **聴診所見**：前胸部右中肺野では吸呼気時に wheezes を聴取し（図1上），背部では全体で rhonchi を聴取する（図1下）．また心尖部ではⅡp音［Ⅱ音（心室拡張の始まりに生じる音）の肺動脈成分］の亢進を認める（図2）．

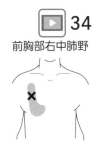

34
前胸部右中肺野

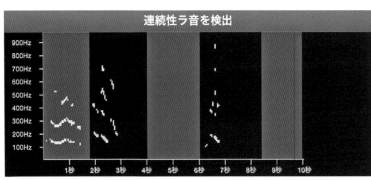

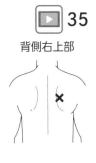

35
背側右上部

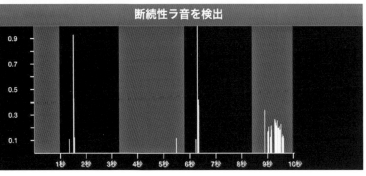

図1

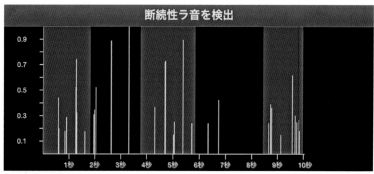

前*左*中肺野

図2　心尖部でのⅡp音亢進

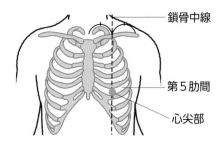

●**画像所見**：胸部X線は気管の右側偏位を認め（矢印），両側胸部の狭小化がある．両側中肺野に浸潤影がある（＊）．胸部CTでは右上葉舌区域の気管支拡張（矢頭）と多発囊胞（矢印）を認める．

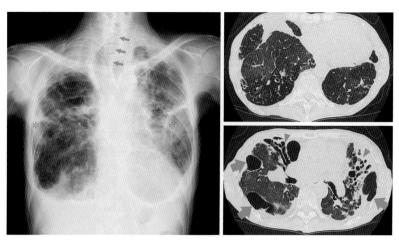

図3

まず何を考えるか？　診断は？

　著明な気管支拡張症を伴い拘束性換気障害を疑う画像所見である．病歴からは慢性II型呼吸不全の増悪による CO_2 ナルコーシス（今朝から頭がぼーっとする感じ，頭痛），右心不全（IIp音の亢進から診断）の増悪（労作時の息切れと下腿浮腫）を最も疑う．感染症を契機に右心不全が増悪することもあり，多彩な聴診音の有無を評価することになる．右前胸部の wheezes，背部の rhonchi は肺性心の増悪による気管支壁の浮腫による気管支壁の振動などの関与も挙げられる．

すべき対応は何か？

　本症例は慢性II型呼吸不全および（CO_2 の貯留），二次性肺高血圧症の増悪（低酸素血症の進行，下腿浮腫）と診断した．

　CO_2 貯留のリスクのある患者では常に血液ガスの採取を心がけたい．15 Torr 以上の急速な CO_2 の貯留は羽ばたき振戦（flapping tremor）[20]，30 Torr 以上では意識障害を生じることがある．本症例でも羽ばたき振戦は陽性であった．

ポイント

　CO_2 貯留のサインは起床時に訴える頭痛や頭がぼーっとする感じである．これらが診断のヒントになる．

下葉（肺底部）

どんな音が聞こえるか？

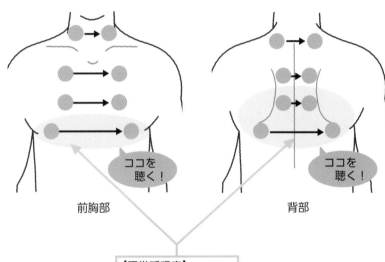

前胸部

背部

ココを
聴く！

ココを
聴く！

【正常呼吸音】
・肺胞呼吸音
【副雑音】
・fine crackles*
・squawk, rhonchi

*特に気を付けたい所見

肺底部聴診で気を付けたい呼吸音・必要な対応・念頭に置くべき疾患

こんな音が聞こえたら	必要な対応（精査，対処）	考えられる要因（病態・疾患）
fine crackles	胸部X線，CT，呼吸機能検査 最大吸気でのfine cracklesの 増強を確認	特発性間質性肺炎 特に肺線維症 二次性肺線維症

間質性肺炎を早期に診断するために…

間質性肺炎は特発性でも基礎疾患のある二次性でも肺底部に病変が生じやすい．「第Ⅰ章-6. 副雑音の分類」で述べたとおり fine crackles は通常は mid-to-late inspiration で聴取され，late inspiratory crackles とも呼ばれる．体位（重力）の影響は受けるが，咳嗽の影響を受けない．可能なら患者を坐位にした状態で吸気努力を強くしてもらい肺底部を狙って聴診する．重力の影響でより虚脱した肺底部の末梢気管支が拡張する音がより明瞭に聞こえるためである．

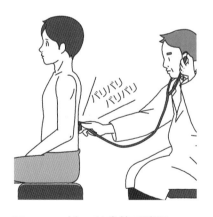

Fine crackles は坐位で聴取

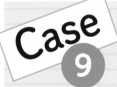

Case 9 最大吸気で，背部でバリバリという音が増えたら

●**患者情報**：68歳，女性．数ヵ月前からの乾性咳嗽を主訴に受診．

●**聴診所見**：坐位で背側肺底部を聴診すると通常の呼吸では late inspiratory crackles（fine crackles）を聴取するが（図1上），吸気努力を強くすると fine crackles がかなり増強する（図1下）．

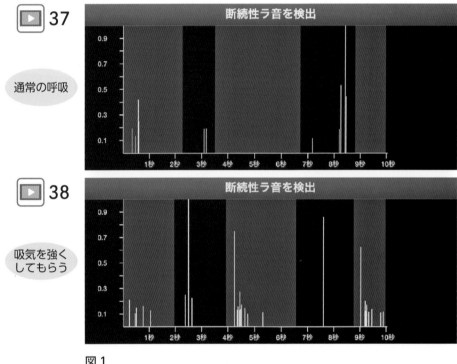

図 1

●**画像所見**：胸部 X 線では右肺優位にすりガラス影を認め（図 2 左, 点線で囲った部分），胸部 CT では右肺有意に胸膜直下主体に網状影（矢頭），すりガラス影（矢印）を認める（図 2 右）.

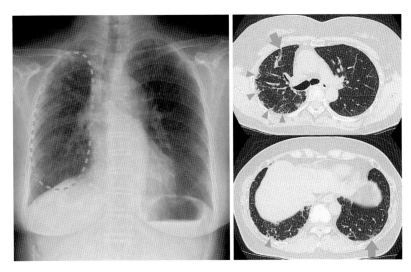

図 2

ポイント

間質性肺炎を見つけるポイントは以下の 2 つである.

①坐位で背側肺底部を狙う.
②吸気努力を強くしてもらう.

　これにより，1 呼吸で 3〜4 回以上の fine crackles が聴取できれば間質性肺炎の可能性が高い. 特発性肺線維症であれば，呼吸機能の温存，急性増悪の頻度の減少，予後の改善が示されている抗線維化薬（ピルフェニドン, ニンテダニブ）の投与の適応であるかを専門医にコンサルトする. 過去の胸部 X 線と現在との比較による肺容積の減少，呼吸機能検査における肺活量（VC：vital capacity）や努力性肺活量（FVC：forced vital capacity）の減少の程度を年単位で比較する作業も重要である. 容積減少が著明で年間の VC や FVC の低下が 200 mL

程度あれば特発性肺線維症と診断できる. 間質性肺炎が進行すると肺性心を呈し, 内頸静脈圧の上昇やⅡp音の亢進がその傍証となる. 心尖部（☞p.76）でⅡp音を聴取した場合はⅡp音の亢進としてよいため, あわせてチェックする.

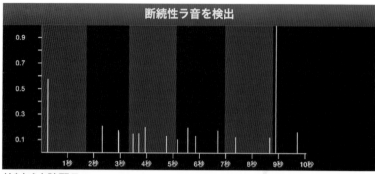

前*左*中肺野Ⅱp

図3　Ⅱp音の亢進
心尖部での心音, Ⅱp音の亢進を認める.

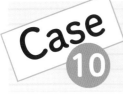
Case ⑩ 1つひとつの音を分離して聞き取れない バチバチ音(バリバリ音)が聞こえたら

●**患者情報**：69歳, 女性. 10ヵ月前からの乾性咳嗽を主訴に来院. 主婦であり, 住居は木造築5年, 日当たり中等度, 明らかなカビはなく, 粉塵, 鳥への接触歴はなかったが, 週1回使用していた茶室の畳にカビが大量にあった[21].

●**聴診所見**：両側肺底部に late inspiratory crackles (fine crackles) を聴取する (図1).

 40

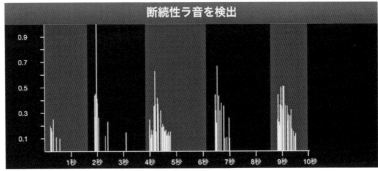

背*左*下肺野

図1
fine crackles (高調性で1つひとつの音を分離して聴取できない)
[看護 roo！「聴診スキル講座」より引用 https://www.kango-roo.com/sn/k/view/3369]

●**画像所見**：胸部X線では右肺底部, 左中肺野に網状影を認め (図2), 胸部CTでは両側下葉に左優位に牽引性気管支拡張を伴うすりガラス影 (矢頭) を認める (図3).

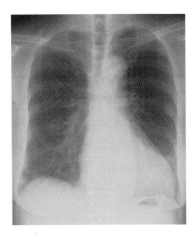

図2 初診時の胸部X線
[看護 roo！「聴診スキル講座」より引用
http://www.kango-roo.com/sn/k/view/3369]

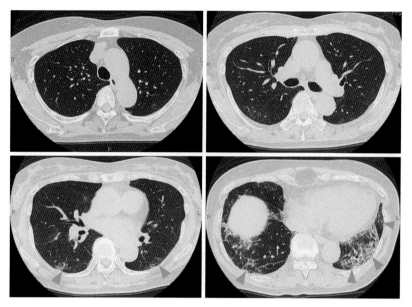

図3　初診時の胸部単純CT
左下葉に牽引性拡張を伴うすりガラス影を認める（▲）.

まず何を考えるか？　診断は？

　明らかな蜂巣肺を呈しておらず，特発性肺線維症なのか慢性過敏性肺炎かの判断が困難な症例である．急性過敏性肺炎（夏型過敏性肺炎）に典型的な小葉中心性病変を呈する画像所見ではないが，吸入抗原による慢性過敏性肺炎の疑いがある．同時に特発性間質性肺炎（特発性肺線維症）の疑いもあるが確定診断できない．

すべき対応は何か？

　左下葉の胸腔鏡下肺生検（VATS：video-assisted thoracoscopic surgery）を施行した．小葉中心性の線維化，bridging fibrosis（小葉中心性の線維化の架橋構造）を認め，末梢の気管支中心に吸入抗原に対する反応であることが示唆された．同時に血清抗トリコスポロン抗体陽性であり慢性過敏性肺炎と診断した．

ポイント

　慢性過敏性肺炎は聴診所見も特発性間質性肺炎と同様であり，鑑別がしばしば困難である．そのため，VATS を含めた多角的診断が重要となる．Fine crackles の典型例は以下の2つがポイントである．

> ①断続性ラ音であるが，1つひとつの音を分離して聴取することができない．
> ②Coarse crackles が低調性（ゴロゴロ音）であるのに対し，fine crackles は高調性（バリバリ音）である．

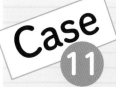

Case 11 背側右肺底部で連続性血管雑音が聞こえたら

●**患者情報**：67歳，男性．肺サルコイドーシスで外来フォロー中である．腹部 CT で偶然に右腎臓動静脈奇形（AVM：arteriovenous malformation）が判明した．

●**聴診所見**：背側右肺底部を聴取すると「シュン，シュン，シュン」という連続性血管雑音を聴取する（図1）．AVM の血流を反映している．

▶41

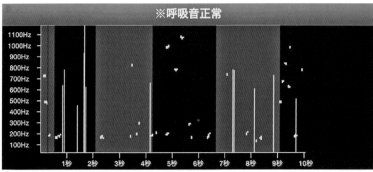

背*右*下肺野

図1 背側右肺底部で聴取される連続音

●**画像所見**：造影腹部 CT において右腎臓で動脈相で染まる太く屈曲蛇行した血管（*）を認める（図2）．右腎 AVM である．

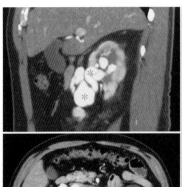
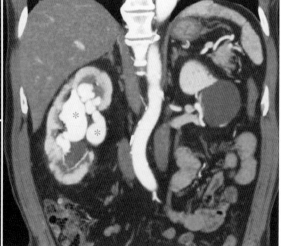

図2

ポイント

　聴診所見は部位を狙って聞きに行く姿勢が大事である．本症例は画像所見を確認した後に右背側で連続性雑音を狙って聴取した．AVM はある程度の血流があり，かつ体表から近い場合は聴取可能となる．動静脈吻合を反映して連続性雑音を聴取する．AVM の場合，消化管出血，繰り返す鼻出血，皮膚や粘膜の毛細血管拡張，家族歴，遺伝性疾患であるオスラー・ウェーバー・ランデュ（Osler-Weber-Rendu）病の可能性を探る．

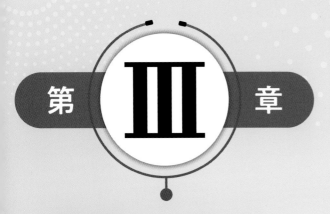

第 **III** 章

症例で学ぶ！
疾患別の目の付けドコロ

― clinical context から理解する ―

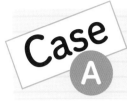

Case A レジオネラ肺炎

●**患者情報**：54歳，男性．生来健康．数日前からの38度台の発熱，湿性咳嗽を主訴に受診．10日前に温泉に行った．

●**聴診所見**：図1は6ヵ所で録音した聴診所見であり，右中下肺野優位にcoarse cracklesを聴取する（図1中段左）．左下肺野と右下肺野を比較すると右優位にcoarse cracklesが増強し，呼気時の肺胞呼吸音の気管呼吸音化がより明瞭である（図1下段右）．

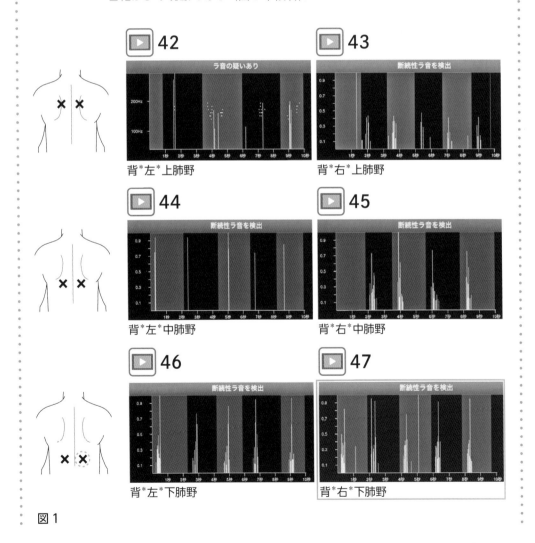

図1

●**画像所見**：胸部 X 線では右中下肺野にエアブロンコグラム（矢印）を伴う浸潤影（＊）を認め，左下肺野にも淡い浸潤影を認める（図2左）．胸部CT では右下葉にエアブロンコグラム（矢印）を伴うコンソリデーション（＊）を認める．左下葉にもコンソリデーション（矢頭）を認める（図2右下）．

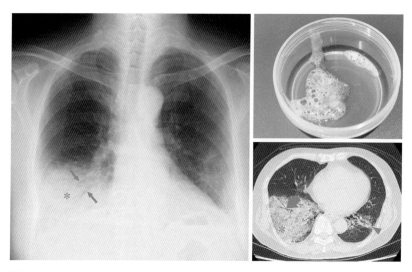

図2

●**検査所見**：喀痰の色調はレジオネラ肺炎に特徴的なオレンジ色であった（図2右上）．喀痰のレジオネラ PCR 陽性，尿中レジオネラ抗原陽性からレジオネラ肺炎と診断した．

診断を導くための目の付けドコロは？

①喀痰の色調

Legionella pneumophila はチロシン含有の培地をオレンジ色に変化させることが知られており，気道上皮被覆液にもチロシンが同様に含有されている[22]．

②Holo crackles の聴取　(☞「第Ⅰ章-6. 副雑音の分類」参照)

　Holo crackles は肺胞性病変，細菌性肺炎，心不全，肺胞出血で認め，本症例はレジオネラ感染症の潜伏期 2〜10 日にも合致している．特にエアブロンコグラムを伴うコンソリデーションのある右下葉（図 1 下段右，青枠）では coarse crackles は holo crackles であり，気道内の分泌物が多い状態を示している．筆者らの報告では，大葉性肺炎の場合，肺炎球菌かレジオネラ肺炎かの鑑別において，レジオネラ肺炎の予測因子は比較的徐脈（HR 5.2），LDH≧292 IU/L 以上(HR 6.8)，CRP≧21 mg/dL(HR 28.1)，低 Na 血症≦137 meq/L(HR 5.8) の 4 つであり，そのうち 3 つ以上を満たせば感度は 36.3% と低いが特異度は 100% と極めて高い診断率となる[23]．

Lesson !　診断のポイント

　レジオネラ肺炎など細菌性肺炎は holo crackles（全吸気に聴取される crackles）を認める．呼気時の肺胞呼吸音の気管呼吸音化も診断の手がかりとなる．

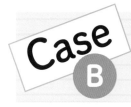

Case B マイコプラズマ肺炎

●**患者情報**：27歳，女性．8日前からの発熱と乾性咳嗽を主訴に来院．近医でセフェム系薬剤を処方されたが，症状の改善なし．

バイタルサイン：体温38.3℃，呼吸数14回/分，脈拍94回/分，SpO_2 96%（室内気）．

●**聴診所見**：左右中下肺野でcoarse crackles（holo crackles）を聴取した（図1）．

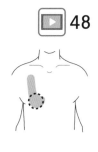

48

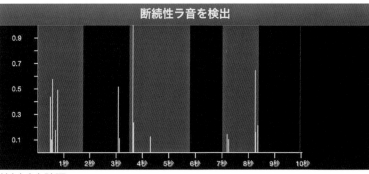

図1 前*右*中肺野

●**画像所見**：胸部X線では両側中下肺野主体に浸潤影を認め（図2），胸部CTでは中下葉に気管支壁の肥厚（矢頭）を伴う細気管支病変［tree in bud sign（木の芽様サイン），青色線部分］を伴っていた（図3）．

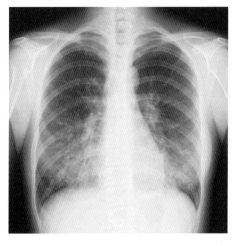

図2 初診時の胸部X線

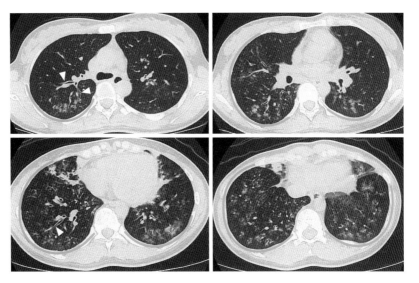

図3

●検査所見：咽頭ぬぐい液による迅速マイコプラズマ抗原キットが陽性，後の
ペア血清でも血清マイコプラズマ抗体陽性で4倍以上の上昇を確認し確定診
断となった．

診断を導くための目の付けドコロは？

①非定型肺炎スコア*

非定型肺炎（マイコプラズマ肺炎／クラミドフィラ肺炎）の診断は以下の6項
目中4項目（感度77.9%，特異度93%），または1～5の5項目中3項目(83.9%,
87%）を満たした場合に疑う．

> ■ 非定型肺炎スコア
> 1 年齢60歳未満である．
> 2 基礎疾患がない，あるいは軽微である．
> 3 頑固な咳嗽がある．
> 4 胸部聴診上所見が乏しい．
> 5 痰がない，あるいは迅速診断法で原因菌が証明されない．
> 6 末梢血白血球が10,000/μL である．

本症例では，1～5 の 5 項目中 5 項目を満たした．

*この診断基準は迅速マイコプラズマ抗原キットのない時代に提唱されたものである．

②画像所見の割に乏しい聴診所見

（「第 I 章-9. 画像所見の割に聴診所見が乏しくても考慮すべき疾患群」参照．）

マイコプラズマ肺炎は肺病変の広さに比して聴診所見が乏しいのが特徴である（詳細は筆者らの報告を参照されたい）[24)25)]．

③マイコプラズマ抗原の測定

迅速マイコプラズマ抗原キットは数社から販売されており広く使用されている．咽頭ぬぐい液を使用し，菌体成分の有無を調べるものである．15 分ほどで結果が出るため有用であるが，菌量が 10^4 個程度ないと偽陰性になる可能性がある．近年はリアルタイム PCR 法を用いた迅速診断およびマクロライド耐性まで診断できる機器も販売されているが，まだ一般的には広まっていない．

血清診断は PA 法では単血清で 320 倍，CF 法では単血清では 64 倍以上，ペア血清では 4 倍以上の上昇をもって陽性とするが，いずれも迅速性に欠ける．

Lesson！ 診断のポイント

マイコプラズマ肺炎では holo crackles になるのは比較的まれである．Fine crackles で late inspiratory crackles となることが多い．マイコプラズマ肺炎は聴診所見が乏しいが late inspiratory crackles がポイントとなる．

非定型肺炎のスコアリングが 5 項目中 3 項目，6 項目中 4 項目を満たした場合は迅速マイコプラズマ抗原キットを用いる．

Case C マクロライド耐性マイコプラズマ肺炎

● **患者情報**：生来健康な 34 歳，女性．某年 11 月に，7 日前から 39.2 度の発熱．数日前から咳嗽が出現した．インフルエンザとして加療されたが，発熱が持続し，3 日前に近医を再診しクラリスロマイシンを追加処方されたが，咳嗽の増悪，発熱の持続があり当院来院．

● **聴診所見**：聴診上は fine crackles であり，青色線の部分では late inspiratory crackles である（図 1）．

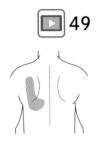
49

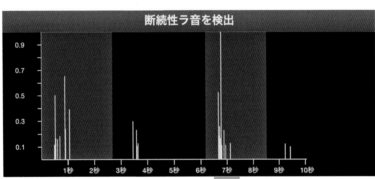

断続性ラ音を検出

背＊左＊下肺野

図 1

● **画像所見**：胸部 X 線では 3 日前から両側下肺野に淡い浸潤影が出現し，来院時には増悪している（図 2）．クラリスロマイシン不応性の肺炎である．

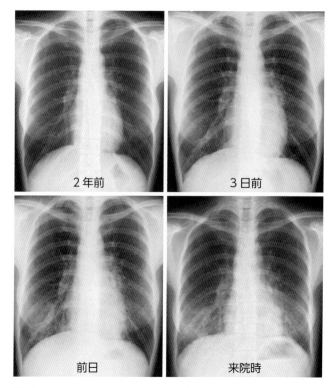

2年前　　　　　　　3日前

前日　　　　　　　来院時

図2

●**検査所見**：本症例は迅速マイコプラズマ抗原キット陽性，シングル血清でも血清マイコプラズマ PA 抗体が 640 倍と高く，マイコプラズマ肺炎と診断した．

診断を導くための目の付けドコロは？

　　長引く発熱と咳嗽を主訴に受診した 34 歳の女性であり，Case Ⓑ の非定型肺炎スコアは迅速マイコプラズマ抗原キットを施行前で 1〜5 の 5 項目中 4 つ満たしており，非定型肺炎の疑いが高い．

Lesson！　診断のポイント

　　マイコプラズマ感染症は自然軽快が多く，肺炎として発症するのは 10％程度

である．親子間，兄弟間で感染しても自然軽快する上気道症状のみの場合もあり，肺炎に進展しても重症度が異なることが多い[26]．マイコプラズマ感染症の潜伏期間は2〜4週間程度である[27]．

聴診所見としては late inspiratory crackle（fine crackles）も coarse crackles のどちらもありうる．

コラム

人体実験から学ぶマイコプラズマ感染症

マイコプラズマ感染症はほかの細菌感染症と異なり，鼻汁や咽頭痛などの感冒様症状を生じることが多いとされるほか，中耳炎（鼓膜炎）が多いと考えられている．こういった事実は，*Mycoplasma pneumoniae* がまだ謎の高熱と咳嗽を呈するウイルス性疾患と考えられていた第2次世界大戦の頃の人体実験で明らかになったという経緯がある．

実験は，米国のある地域で貸切りとなったホテルに缶詰にされた健常人のボランティアに対して，患者から採取された咽頭うがい液や喀痰を混ぜた液体を鼻腔から耳鼻科用のスプレーで噴霧したのだ[28]．何度か施行された人体実験では肺炎になった症例のうち，感染（発熱）から3日目までは holo-crackles が多く，4日目以降は fine crackles が多いという詳細な観察がなされている[29]．

まことしやかに伝えられるマイコプラズマ感染症の事実は，他人の喀痰や咽頭うがい液を噴霧されたボランティアによる人体実験のたまものなのだ．

コラム

マイコプラズマ感染は気管支喘息発作の誘因となりうるのか？

気管支喘息発作の患者で，マイコプラズマ感染が関与したという報告と関与しなかったとする報告が混在している．筆者らの3年間の気管支喘息発作の前向き研究では，鼻咽頭ぬぐい液や喀痰による検査で，外来症例の19.3%，入院症例の75.3%で呼吸器ウイルスが関与し，細菌感染の関与も乏しく，なかでも *Mycoplasma pneumoniae* の関与は106症例の気管支喘息発作のうち1例も存在しなかったという結果になった[30]．

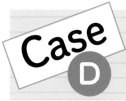

Case D 誤嚥性肺炎

●**患者情報**：70歳, 男性. 誤嚥性肺炎を契機とした急性肺障害で治療中である. バイタルサイン：体温38.3℃，呼吸数14回/分，脈拍94回/分，SpO_2 96%（室内気）.

●**聴診所見**：初診時左下肺野での聴診上は頻呼吸とcoarse crackles（holo crackles）を認める（図1上）．2週後の同部位での肺音は，coarse crackles が著明に減少したが，squawk を頻回に聴取する（図1下）.

初診時

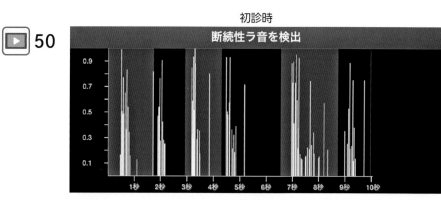

▶50

2週後

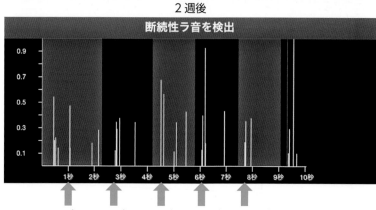

▶51

図1

●**画像所見**：両肺野にエアブロンコグラム（矢印）を伴う浸潤影があるが（図2左），2週後は中下肺野の陰影は改善している（図2右）.

初診時　　　　　　　　　　　　2週後

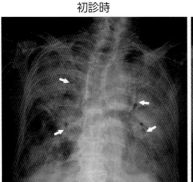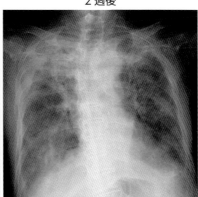

図2

診断を導くための目の付けドコロは？

呼吸相での coarse crackles の変化
（☞第Ⅰ章-6，「The timing of crackles―呼吸相を意識した聴診」を参照.）

　　　肺炎における coarse crackles は呼吸相でみると holo crackles→early-to-mid crackles→late inspiratory crackles へと変化すると考えられる．本症例では初診時は holo crackles であるが，2週後は coarse crackles がわずかに残存しており，squawk を伴っている．気管支壁や周囲組織の浮腫が残存している状態であると考えられる.

Lesson ！　診断のポイント

　　　肺炎の聴診所見は日々変化することを念頭におく.

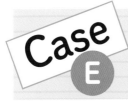

Case E　加湿器肺

●**患者情報**：66歳，男性．1週間前からの労作時呼吸困難を主訴に来院．62歳の時に食道癌，中咽頭癌で化学療法，放射線療法の施行歴がある．

健康茶，サプリメント，坐薬の使用はない．内服薬なし．ペット飼育なし．60 pack-years の元喫煙者（20～50歳まで40本/日）．1人暮らしで現在は無職．

システムレビュー（ROS：review of systems）：体重減少（4 kg/1ヵ月），胸痛なし，筋肉痛なし，関節痛なし

バイタルサイン：体温 36.9℃，SpO₂ 94%（室内気），脈拍 104回/分，血圧 148/80 mmHg

●**聴診所見**：左肺は副雑音を聴取せず，背側右中下肺野はわずかに late inspiratory crackles を聴取する（図1）．

 52

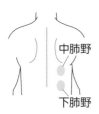

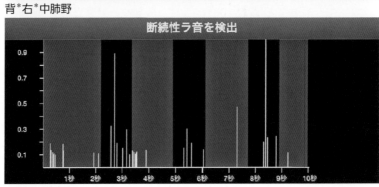

背*右*中肺野

 53

背*右*下肺野

図1

●**画像所見**：胸部 X 線は右中下肺野に浸潤影，左中下肺野は淡い浸潤影を認める(図2)．胸部単純 CT は気腫性変化があり，右中葉を主体にコンソリデーション（矢頭）を認める．左舌区域にはすりガラス影（矢印）を認める（図3）．

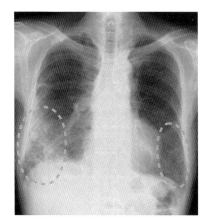

図2

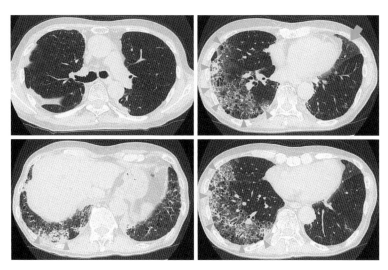

図3

診断を導くための目の付けドコロは？

ずばり病歴に注目！

ワンルームのアパートに居住しており，3 ヵ月前から加湿器を使用していたが，1 度も掃除をしておらず，常に加湿器を稼働させている状態であった．

Lesson！　診断のポイント

肺病変は常に吸入抗原による過敏性肺炎を忘れずに，よく問診することが大切である．

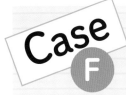

Case F インフルエンザウイルス感染と肺炎球菌肺炎の合併

● **患者情報**：76歳, 男性. インフルエンザA感染症, 左中下肺野の肺炎で入院. 入院時バイタルサイン：体温40.1℃, 血圧168/72 mmHg, 脈拍95回/分, SpO_2 83%（室内気）

● **聴診所見**：左下肺野（前胸部）で, coarse crackles (holo crackles) と rhonchi を聴取する

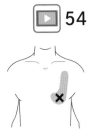

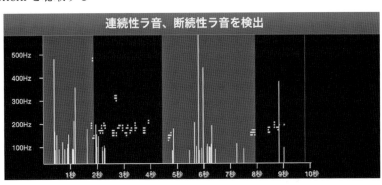

図1

● **画像所見**：胸部X線では左中下肺野に浸潤影（点線で囲った部分）を認め（図2左）, 胸部CTでは左中下葉を主体にエアブロンコグラム（矢印）を伴うコンソリデーション（矢頭）を認める（図2右）.

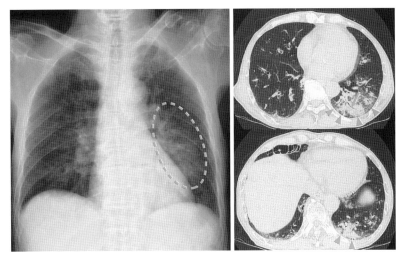

図2　入院時胸部X線（左）, 胸部単純CT（右）

●検査所見：喀痰で肺炎球菌が塗抹陽性であり，インフルエンザ A 感染症と肺炎球菌肺炎の合併と診断した．

診断を導くための目の付けドコロは？

インフルエンザウイルス感染後は二次感染に注意

インフルエンザウイルス感染症は，肺炎球菌，緑膿菌，黄色ブドウ球菌，インフルエンザ桿菌，アスペルギルスとの合併が知られている[31] ことを念頭に，喀痰グラム染色で迅速に診断する．

Lesson！　診断のポイント

下葉の肺炎は前胸部では聴診所見が出現しにくく，意識しないと見逃す可能性がある．患者の状態が許せば背側肺底部を坐位で聴取する．

Case G インフルエンザウイルス感染とアスペルギルス肺炎の合併

- ●**患者情報**：65歳，男性．インフルエンザA感染症の2週後に肺炎を合併．カルバペネム系抗菌薬の1週間の投与でも治療不応性のため他院より搬送．入院時バイタルサイン：体温36.4℃，脈拍115回/分，血圧144/96 mmHg，呼吸数22回/分，SpO_2 97%（鼻カニューレ2L/分）
- ●**聴診所見**：全肺野で吸呼気ともに wheezes を認める（図1）．

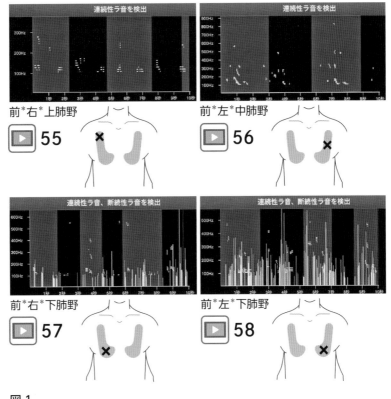

図1

- ●**画像所見**：胸部X線は右下葉に浸潤影を認め（図2），右横隔膜は輪郭が不明瞭になっている．胸部CTでは右下葉にエアブロンコグラムを呈するコンソリデーションとすりガラス影を認める．左右の上葉，左下葉にも斑状のコンソリデーションを認める（図3）．

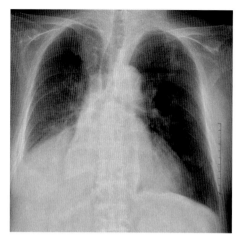

図2

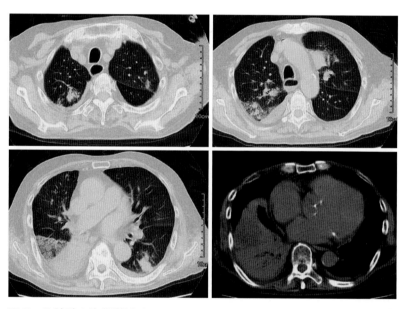

図3　入院時の胸部単純CT

診断を導くための目の付けドコロは？

　　インフルエンザウイルス感染後の気道上皮障害により二次感染を生じたと考えられる．気管支鏡にて気道洗浄液を採取したところ，グラム染色で分節のある糸状菌を認め（図4左上），生検体では胞子を伴う糸状菌である（図4左下，右）．

Case ⑥のとおり，インフルエンザウイルス感染後は細菌感染の合併として黄色ブドウ球菌感染症，肺炎球菌感染症，緑膿菌感染症，アスペルギルス感染症は必ず鑑別に挙げる[31].

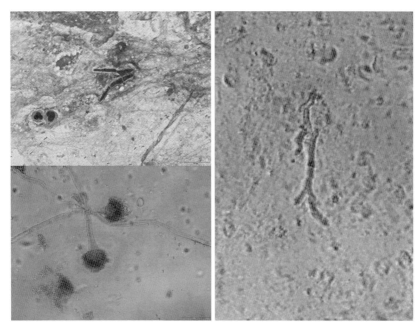

図4
グラム染色で分節のある糸状菌を認める（左上）. 生検体でも同様の糸状菌を認め（右），胞子を伴っている（左下）

培養検査で *Aspergillus fumigatus* が検出され，インフルエンザウイルス感染に合併した侵襲性アスペルギルス感染症と診断した.

Lesson！　診断のポイント

インフルエンザウイルスに合併する肺炎は，インフルエンザウイルスと同時に，またはインフルエンザ治療が奏功した1週間〜10日前後，遅れて出現する. 細菌性の二次感染はインフルエンザウイルスの気道上皮障害によるバリア機能の低下，好中球，肺胞マクロファージの機能低下，抗菌ペプチド活性の低下が関与し，動物実験では感染3日前後から二次感染に対する感受性が高まり，1週間前後で感受性がピークに達する[32].

両肺野の吸呼気時の喘鳴は広い範囲で気道の上皮障害とそれに伴う気道狭窄/浮腫が存在し，呼気時だけの喘鳴よりも，より病態が重篤であることを示唆する.

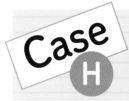

Case H 粘液産生性肺胞上皮癌

●**患者情報**：74歳，女性．1年続く湿性咳嗽と血痰を主訴に受診．
バイタルサインは正常であるが，胸部X線は右中下肺野に浸潤影とすりガラス影を認める（図2左）．

●**聴診所見**：右中肺野でcoarse cracklesとrhonchiを認めた（図1）．

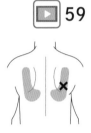

▶59

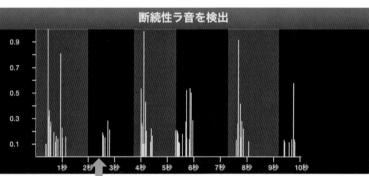

背*右*中肺野　rhonchi

図1

●**画像所見**：胸部CTで右下葉にコンソリデーションとすりガラス影を認める（図2右）．

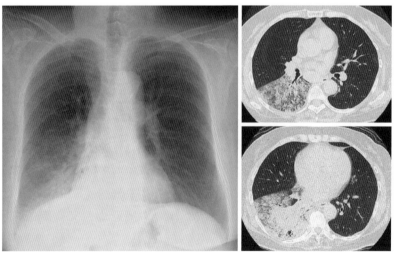

図2

診断を導くための目の付けドコロは？

数ヵ月や1年と続く症状から考える

一見すると肺炎や肺膿瘍を疑う陰影であるが，1年続く肺炎は考えにくい．ノカルジア感染症や肺放線菌症（アクチノマイコーシス）は数ヵ月の経過で肺膿瘍として認めることがあるが，年齢的には肺癌を最も疑う．

気管支鏡検査で粘液産生性肺胞上皮癌と診断した．粘液産生性肺胞上皮癌は分泌物が多く，本症例のように気道内の分泌物を反映した結果が，coarse crackles と考えることができる

Lesson！ 診断のポイント

粘液産生癌は気道内に分泌物が貯留する結果，coarse crackles として認識されることがある．画像的には肺炎様でも，経過が長い場合は肺癌の可能性を常に考慮する．

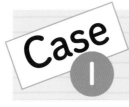

Case 1 自然気胸に合併した皮下気腫/縦隔気腫

- ●**患者情報**：74歳，女性．COPD で 10 年来治療歴がある．左自然気胸の診断で入院．左胸腔ドレーンをただちに挿入した．左気胸腔が残存し，皮下気腫，縦隔気腫が出現したため，ドレーンをさらに 1 本追加挿入した．
- ●**身体所見**：頸部，前胸部，両側側胸部で握雪感を認める．
- ●**聴診所見**：左中肺野では通常の聴診で皮下に漏れた空気の破裂音を吸気時に聴取した．聴診器を皮膚に強く押しつけて聴取すると皮下の破裂音はさらに増強して聴取した．

▶ 60

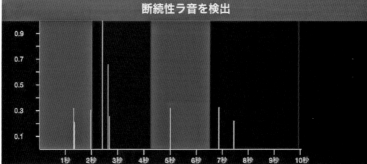

前*左*中肺野

▶ 61

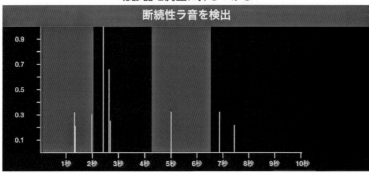

前*左*中肺野

図 1

●**画像所見**：胸部 X 線では臓側胸膜のライン（矢頭）を認める（図2右）．胸腔ドレーン挿入後は縦隔気腫（矢印）と皮下気腫（矢頭）を認める（図3）．

発症前　　　　　　　　　　左気胸発症時

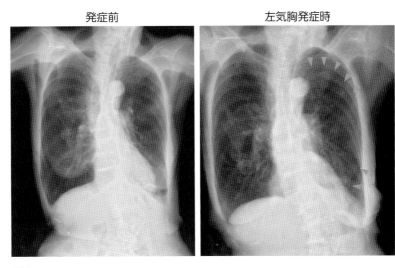

図2

胸腔ドレーン挿入後

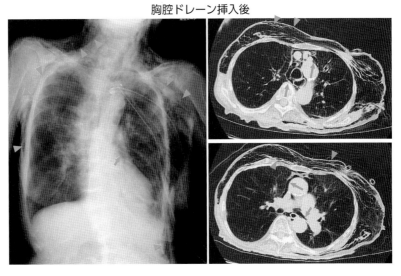

図3

診断を導くための目の付けドコロは？

皮下気腫は気管支喘息発作などで頸部に認めることが多い．本症例は左自然気胸後の皮下気腫，縦隔気腫であるが，聴診でも皮下に漏れた空気が破裂する音を聴取できる．

Lesson！　診断のポイント

左気胸や縦隔気腫（本症例では聴取されず）では心臓の収縮期に合わせて「カチッ，カチッ」という音である Hamman's sign を聴取することがある．その機序はよくわかっていないが，患者に聴診器で聞いてもらっても理解できるくらい明瞭である．

コラム

コインテスト

患者にコインを持って体表に置いてもらい，検者自身が持ったコインで体表のコインをたたく音を聴取し，気胸腔の有無を予測するものである．気胸側は漏れた空気のマフラー効果で音がやや低調になる．筆者の私見ではコインテストで気胸側を当てるのは極めて難しい．むしろ胸骨に聴診器を置き，把持したたま，単に人差し指で左右の胸壁を叩くと気胸側が低調音であるため予測可能な場合が多い．

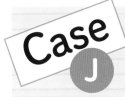

Case J　HIV に合併したニューモシスチス肺炎（PCP）

●**患者情報**：生来健康な 50 歳，男性．1 ヵ月前からの乾性咳嗽と微熱を主訴に受診．紹介元では間質性肺炎と診断．20〜35 歳まで 20 本/日の元喫煙者であり，飲酒歴はない．職業は会社員で常用薬はない．ペットなし．海外渡航歴なし．

バイタルサイン：血圧 124/60 mmHg，脈拍 70 回/分，呼吸数 18 回/分，SpO_2 94%（室内気）

●**聴診所見**：左前胸部に fine crackles を認める（図 1）.

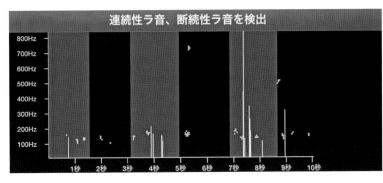

図 1　初診時の左中肺野の肺音図

●**画像所見**：胸部 X 線は両側全肺野に淡い浸潤影を認める（図 2，点線で囲った部分）．胸部 CT は胸膜直下まで及ばないすりガラス影を両側肺実質に認める（図 3）.

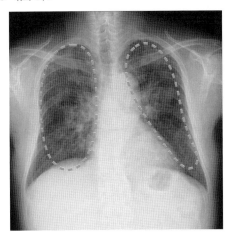

図 2　初診時胸部 X 線

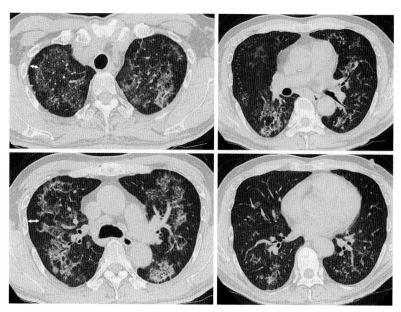

図3　初診時胸部 CT
胸膜直下は保たれている（矢印）.

診断を導くための目の付けドコロは？

画像所見の割に乏しい聴診所見

　本症例は生来健康な中年男性に生じた慢性咳嗽と微熱である．注目すべきは慢性経過であること，肺野の画像所見が華々しい割に聴診所見が乏しいことである．吸気時にわずかに fine crackles (late inspiratory crackles) を聴取する．「第 I 章-9. 画像所見の割に聴診所見が乏しくても考慮すべき疾患群」をもう 1 度みてほしい．PCP（Pneumocystis pneumonia），特に HIV 感染による PCP は緩徐な経過で進行することが多く，急性に発症することが多い非 HIV の PCP と対照的である．ただ近年では非 HIV の PCP 症例はヘテロな細胞性免疫の低下状態を示しており，発症様式は必ずしも急性ではなく亜急性，慢性とさまざまである．非 HIV の PCP では自然軽快する場合がある[33]．

　本症例は 6 人のパートナー（妻を含めすべて女性）と性的関係があり，コンドームなしでの性産業従事者との性交歴があった．

CD4 が 54 個/μL，ウイルス量は HIV-RNA 6.5×10^4 copies/mL であり PCP 発症の AIDS と診断した．血清 LDH は 430 IU/L，KL-6 は 1,173 U/L であった．

Lesson！　診断のポイント

　　PCP は副雑音がしない，または，聴診所見で late inspiratory crackles（fine crackles）がわずかに聴取される．PCP は血清 LDH，KL-6 が高値であることが多い．

　　HIV-PCP の場合は呼吸器症状のみならず，消耗性疾患としての症状（下痢，体重減少），などが診断のヒントになる

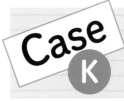

Case K アスベストーシス

●**患者情報**：70歳，男性．1年前から修正MRC（息切れスケール）1度の労作時呼吸困難が出現．幼少児期から慢性副鼻腔炎と気管支喘息がある．職歴として，16歳より大工として働いており，石綿（アスベスト）への曝露歴がある．左胸水貯留歴があり，胸水穿刺で滲出性であったが，自然軽快した．バイタルサイン：血圧 120/80 mmHg，脈拍 90 回/分，呼吸数 12 回/分，SpO₂ 94%（室内気）

●**聴診所見**：聴診上 rhonchi のみを認める（図1青矢印）

▶63

断続性ラ音を検出

図1

●**画像所見**：胸部X線は左右肺野に斑状の浸潤影と粒状影，気管支壁肥厚を認める（図2左）．胸部CTでは両側上葉，両側下葉の気管支拡張（矢印）と壁肥厚および tree in bud sign（木の芽様サイン，矢頭）を認める（図2右）．

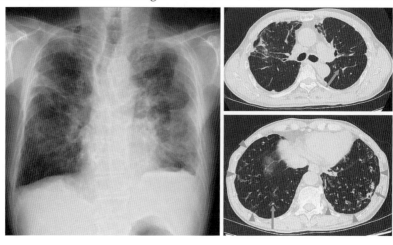

図2

診断を導くための目の付けドコロは？

　本症例は自然消退した胸水と石綿の曝露歴から良性石綿胸水，石綿肺の可能性が挙げられる．石綿肺に伴う気管支壁の肥厚，拡張像と考えられるが，幼少期からの副鼻腔気管支症候群の合併もありうる．

Lesson！　診断のポイント

　副鼻腔気管支症候群では中葉・舌区に気管支拡張像が多いが，石綿肺ではその他の部位にも気管支拡張像などの気道病変が出現する．胸膜の石灰化や自然消退を繰り返す胸水が診断の手がかりになる．

特殊な胸膜摩擦音

　87歳，女性．じん肺による拘束性換気障害から慢性II型呼吸不全を呈している．在宅酸素導入目的の入院である．14歳の頃（戦時中）に1年ほど軍事工場に勤務し戦闘機のブレーキパッドを作っていた．戦時中でありアスベスト（石綿）の塊に無防備な状態で曝露されていたことになる．わずか1年間の石綿の曝露であったが，両側の胸膜の石灰化は著明である．

　聴診上は，吸気時に「どかん，どかん」という胸膜同士がぶつかる音を聴取する．一種の胸膜摩擦音である[34]．

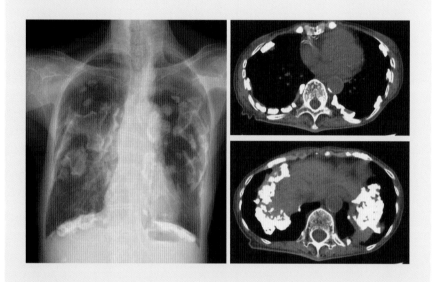

 64

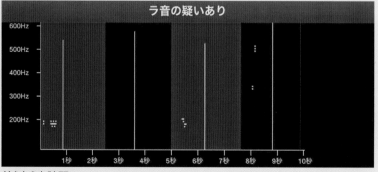

前*右*中肺野

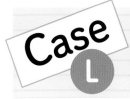

Case L 特発性器質化肺炎（COP）

●**患者情報**：61歳，女性．生来健康で内服薬はない．1ヵ月前から息切れ，咳嗽，微熱が出現した．バイタルサインは37.3℃の発熱以外は正常である．

●**聴診所見**：前胸部左下肺野で fine crackles を認める（図1）．

前胸部左下肺野

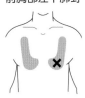

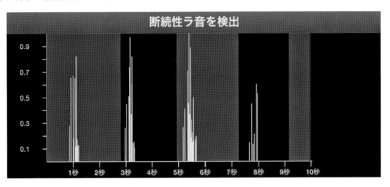

図1

●**画像所見**：肺の異常陰影は部位を変えて出現，消退を繰り返している．胸部X線は右中肺野，左中下肺野に浸潤影を認め（図2左），左横隔膜はシルエットサイン陽性である．胸部CTは右上葉，下葉に結節影（矢頭），左下葉に結節影（矢頭）とコンソリデーション（矢印）を認める（図2右）．

●**生検像**：左下葉の経気管支肺生検では肺胞腔内に器質化の所見を認めた．

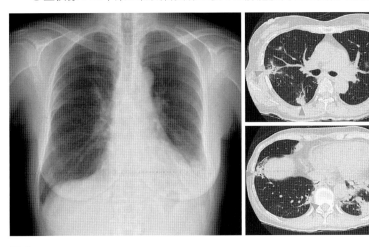

図2

診断を導くための目の付けドコロは？

COP（cryptogenic organizing pneumonia）は抗菌薬不応性のコンソリデーションが特徴である．場所を変えながら出現と消退を繰り返すコンソリデーションの場合，COP の疑いは濃厚である．COP では胆汁うっ滞を反映して，血清ALP が上昇することがある[35]．気管支鏡で肺胞腔内の器質化を認めれば確定診断となる．

Lesson！　診断のポイント

抗菌薬不応性で出現，消退する陰影をみたら COP を考える．

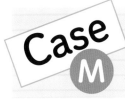

特発性間質性肺炎の急性増悪

●**患者情報**：78歳，男性．特発性間質性肺炎として外来で経過観察されていた．既往に高血圧，心房細動があるが，薬剤でコントロールされている．普段はテニスを週3回行うほど元気である．3日前から悪寒を伴う38℃台の発熱が持続し，呼吸困難感が出現し救急外来を受診．
バイタルサイン：血圧94/60 mmHg，脈拍128回/分，呼吸数30回/分，SpO_2 90%（室内気），体温37.8℃
システムレビュー（ROS）：咽頭痛なし，鼻汁なし，筋肉痛なし，関節痛なし，夜間発作性呼吸困難感なし，起坐呼吸なし

●**身体所見**：手掌は暖かく，湿潤なし，内頸静脈圧12 cmH$_2$O, anthem sign※陽性，四肢浮腫なし

●**聴診所見**：胸部は全肺野で fine crackles を聴取する

66

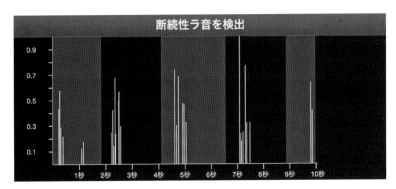

断続性ラ音を検出

図1

●**画像所見**：来院時の胸部X線は肺野の外側に非区域性の淡い浸潤影を両側に認める．吸気不十分である．胸部CTはびまん性に両側胸部に下葉優位にすりガラス影を認める．

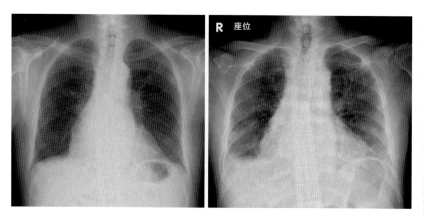

図2　胸部X線：2ヵ月前（左），と来院時（右）

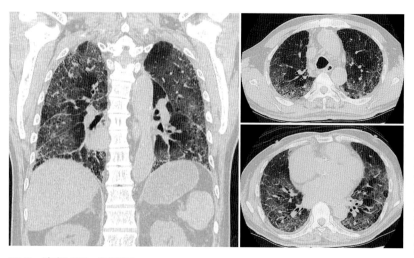

図3　胸部CT：来院時

診断を導くための目の付けドコロは？

　本症例は内頸静脈圧の上昇，anthem sign※陽性から心不全と診断したが，末梢循環不全は呈していない．聴診所見はやや湿性な印象はあるが，fine crackles（late inspiratory crackles）と考えられ，間質性肺炎に合致した所見である．間質性肺炎の急性増悪を3日前に発症し，心房細動をベースとした心不全を発症したと考えられる．

※anthem sign（国歌斉唱サイン）：心不全の患者において臥位で右腕を前胸部に置いた際に手背の静脈が怒張すること．

Lesson！　診断のポイント

　　間質性肺炎の急性増悪は以下の特徴がある.

①患者は発熱や咳嗽のため感冒が長引いているという訴えで来院することが多い.

②間質性肺炎の急性増悪では低酸素血症の割には患者が比較的平然としていることが多い.

③急性増悪では咽頭痛，鼻汁などの感冒を示唆するエピソードが乏しく，実際に筆者らの前向き研究でも呼吸器ウイルスや細菌感染との関連は乏しかった[36].

④血清 KL-6 や SP-D といった間質性肺炎のマーカーは上昇していれば補助診断として使用できるが，上昇までの日数を要することに注意する.

参考文献

第 I 章

1) Forgacs P. Lung sounds. Harcourt Publishers, UK. 1978

2) Jones A, Jones RD, Kwong K, Burns Y. Effect of positioning on recorded lung sound intensities in subjects without pulmonary dysfunction. Phys Ther. 1999；79(7)：682-90

3) Saraya T, Fujiwara M, Mikura S, Fukuda N, Ishii H, Takizawa H. Answer Found in a Blowing Sound：Amphoric Breathing Due to Cyst Formation in Pulmonary Adenocarcinoma. Intern Med. 2019；58(3)：423-5

4) Saraya T, Nunokawa H, Sada M, Takizawa H. Critical pitfall：another cause of wheezing. BMJ Case Rep. 2017；2017

5) Kiyokawa H, Greenberg M, Shirota K, Pasterkamp H. Auditory detection of simulated crackles in breath sounds. Chest. 2001；119(6)：1886-92

6) Munakata M, Ukita H, Doi I, Ohtsuka Y, Masaki Y, Homma Y, et al. Spectral and waveform characteristics of fine and coarse crackles. Thorax. 1991；46(9)：651-7

7) Piirila P. Changes in crackle characteristics during the clinical course of pneumonia. Chest. 1992；102(1)：176-83

8) Fiz JA, Jane R, Izquierdo J, Homs A, Garcia MA, Gomez R, et al. Analysis of forced wheezes in asthma patients. Respiration. 2006；73(1)：55-60

9) Honda K, Saraya T, Tamura M, Yokoyama T, Fujiwara M, Goto H. Tumor lysis syndrome and acquired ichthyosis occurring after chemotherapy for lung adenocarcinoma. J Clin Oncol. 2011；29(35)：e859-60

10) Saraya T, Takata S, Fujiwara M, Takei H. Cellular non-specific interstitial pneumonia masquerading as congestive heart failure. BMJ Case Rep. 2013；2013

11) Verghese A. 2011：
https://www.ted.com/talks/abraham_verghese_a_doctor_s_touch?language=ja

12) Loudon R, Murphy RL, Jr. Lung sounds. Am Rev Respir Dis. 1984；130(4)：663-73

13) Pasterkamp H, Kraman SS, Wodicka GR. Respiratory sounds. Advances beyond the stethoscope. Am J Respir Crit Care Med. 1997；156(3 Pt 1)：974-87

14) Kudo S. 肺音研究の進歩. 日本医事新報. 1986；3247：3-9

15) Mikami R, S K, N S, Mori M, Y H, Shioya N. 肺の聴診に関する国際シンポジウム. 日本医師会雑誌. 1985；94(12)：2049-69

16) Mikami R, Murao M, Cugell DW, Chretien J, Cole P, Meier-Sydow J, et al. International Symposium on Lung Sounds. Synopsis of proceedings. Chest. 1987；92(2)：342-5

第Ⅱ章

17) Nakajima A, Saraya T, Takata S, Ishii H, Nakazato Y, Takei H, et al. The saw-tooth sign as a clinical clue for intrathoracic central airway obstruction. BMC Res Notes. 2012；5：388

18) Jiang JR, Wang HC, Chang YC, Yang PC. Postural stridor. Lancet. 2003；362(9385)：704

19) Henneveld HT, Tobe TJ. Inspiratory stridor：an ominous sign. Lancet. 2003；362(9395)：1583

20) Tsujimoto N, Saraya T, Nunokawa H, Ohkuma K, Goto H, Takizawa H. Flapping tremor as a diagnostic tool for evaluation of hypercapnia. Pulm Res Respir Med Open J；2(1)：49-51

21) 和田翔子, 皿谷健, 辻本直貴, 蘇原慧伶, 中元康雄, 渡邊崇靖, et al. 研究・症例 胸部 CT において特発性間質性肺炎(fibrotic nonspecific interstitial pneumonia)との鑑別を要し胸腔鏡下肺生検で診断し得たトリコスポロン抗原吸入による慢性過敏性肺炎の1例. 日本胸部臨床. 2016；75(5)：551-6

第Ⅲ章

22) Kinjo T, Nabeya D, Higa F, Fujita J. Orange sputum in a patient with *Legionella pneumophila* pneumonia. Intern Med. 2014；53(17)：2029-30

23) Saraya T, Nunokawa H, Ohkuma K, Watanabe T, Sada M, Inoue M, et al. A Novel Diagnostic Scoring System to Differentiate between *Legionella pneumophila* Pneumonia and *Streptococcus pneumoniae* Pneumonia. Intern Med. 2018；57(17)：2479-87

24) Saraya T, Watanabe T, Tsukahara Y, Ohkuma K, Ishii H, Kimura H, et al. The Correlation between Chest X-ray Scores and the Clinical Findings in Children and Adults with *Mycoplasma pneumoniae* Pneumonia. Intern Med. 2017；56(21)：2845-9

25) Saraya T, Ohkuma K, Tsukahara Y, Watanabe T, Kurai D, Ishii H, et al. Correlation between clinical features, high-resolution computed tomography findings, and a visual scoring system in patients with pneumonia due to *Mycoplasma pneumoniae*. Respir Investig. 2018；56(4)：320-5

26) Saraya T, Kurai D, Nakagaki K, Sasaki Y, Niwa S, Tsukagoshi H, et al. Novel aspects on the pathogenesis of *Mycoplasma pneumoniae* pneumonia and therapeutic implications. Front Microbiol. 2014；5：410

27) Saraya T. *Mycoplasma pneumoniae* infection : Basics. J Gen Fam Med. 2017 ; 18(3) : 118–25

28) Saraya T. The history of *Mycoplasma pneumoniae* pneumonia. Front Microbiol. 2016 ; 7 : 1–6.

29) COMMISSION ON RESPIRATORY DISEASES. The transmission of primary atypical pneumonia to human volunteers ; experimental methods. Bull Johns Hopkins Hosp. 1946 ; 79 : 97–108

30) Saraya T et al. The molecular epidemiology of respiratory viruses associated with asthma attacks : A single-center observational study in Japan. Medicine (Baltimore). 2017 ; 96(42) : e8204

31) Martin-Loeches I, J Schultz M, Vincent JL, Alvarez-Lerma F, Bos LD, Sole-Violan J, et al. Increased incidence of co-infection in critically ill patients with influenza. Intensive Care Med. 2017 ; 43(1) : 48–58

32) McCullers JA et al. Nat Rev Microbiol 2014 ; 12 : 252–62

33) Tanaka Y, Saraya T, Kurai D, Ishii H, Takizawa H, Goto H. Spontaneous resolution of *Pneumocystis jirovecii* pneumonia on high-resolution computed tomography in a patient with renal cell carcinoma. Am J Case Rep. 2014 ; 15 : 496–500

34) Shirai T, Saraya T, Oda M, Takizawa H. Memory of World War II with loud atypical friction rub due to pulmonary asbestosis. BMJ Case Rep. 2017 ; 2017

35) Lazor R, Vandevenne A, Pelletier A, Leclerc P, Court-Fortune I, Cordier JF. Cryptogenic organizing pneumonia. Characteristics of relapses in a series of 48 patients. The Groupe d'Etudes et de Recherche sur les Maladles "Orphelines" Pulmonaires (GERM"O"P). Am J Respir Crit Care Med. 2000 ; 162(2 Pt 1) : 571–7

36) Saraya T et al. Clinical significance of respiratory virus detection in patients with acute exacerbation of interstitial lung diseases. Respir Med. 2018 Mar ; 136 : 88–92

索　引

著者紹介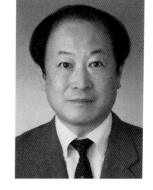

皿谷 健（さらや たけし）

経 歴

1998 年　順天堂大学医学部卒業
1998 年　都立広尾病院　ジュニアレジデント　スーパーローテート方式
2000 年　都立駒込病院　シニアレジデント
2003 年　杏林大学第一内科入局
2009 年　杏林大学医学部任期制助教　第一内科学教室
2010 年　杏林大学医学部助教　第一内科学教室
2014 年　杏林大学医学部学内講師
2016 年　杏林大学医学部講師，横浜市立大学医学部非常勤講師
2019 年　杏林大学医学部准教授

専門医資格

日本内科学会認定内科医・総合内科専門医・指導医，
日本呼吸器学会呼吸器専門医・指導医，日本感染症学会感染症専門医・指導医

所属学会

日本感染症学会，日本呼吸器学会（臨床諸問題学術部会/びまん性肺疾患学術部会），日本マイコプラズマ学会，日本内科学会，日本東洋医学会，日本プライマリ・ケア連合学会，肺音（呼吸音）研究会，The International Organization for Mycoplasmology, European Respiratory Society, American College of Chest Physicians, American Thoracic Society

著書/出演番組

・週刊医学界新聞「〈連載〉身体所見×画像×エビデンスで迫る呼吸器診療」（医学書院，2017～2018 年）

・ケアネット TV「Dr. 皿谷の肺音聴取道場」
・看護 roo！「聴診スキル講座」
　https://www.kango-roo.com/sn/k/view/2424
・「呼吸器診療 ANDS BOOK」（編著，中外医学社，2019 年）

Topic editor/Academic editor

・Mycoplasma pneumoniae clinical manifestations, microbiology and immunology
Frontiers in Microbiology https://www.frontiersin.org/research-topics/3925/mycoplasma-pneumoniae-clinical-manifestations-microbiology-and-immunology
・Medicine（Baltimore）

趣 味

井の頭公園周辺の散歩，映画鑑賞，サッカー，スキー（1 級）

まるわかり！ 肺音聴診［Web 音源・動画付］－聴診ポイントから診断アプローチまで

2020 年 4 月 25 日　発行	著 者　皿谷 健
	発行者　小立鉦彦
	発行所　株式会社 南 江 堂
	〒113-8410 東京都文京区本郷三丁目 42 番 6 号
	☎（出版）03-3811-7236（営業）03-3811-7239
	ホームページ　https://www.nankodo.co.jp/
	印刷・製本　小宮山印刷工業
	装丁　渡邊真介

Practical Guide to Lung Sound Auscultation
© Nankodo Co., Ltd., 2020